JN051369

乳房
MRI検査
マニュアル

JABCS

日本乳癌検診学会 編

HBOCを念頭においた
スクリーニング／サーベイランスから
乳がんの精密検査まで

金原出版株式会社

Breast MRI Handbook for Screening/Surveillance and Diagnosis

edited by

Japan Association of Breast Cancer Screening

KANEHARA & Co., Ltd., Tokyo, Japan

Printed and bound in Japan

序

2013年3月，日本乳癌検診学会は"乳がん発症ハイリスクグループに対する乳房MRIスクリーニングに関するガイドライン"を公表した。これにより乳房MRIの新たな利用方法についての理解が深まるとともに，乳房MRIの基本的な撮影技術と読影方法が普及した。その後7年が経過し，改訂の時期を迎え，このたび，乳房MRIの最新知見を加えて，"乳房MRI検査マニュアル―HBOCを念頭においたスクリーニング/サーベイランスから乳がんの精密検査まで―"と改題して新たに作成を行った。

本マニュアル作成チームは日本乳癌検診学会で新たに立ち上げた次世代乳癌検診検討委員会の小委員会メンバーで，前回のガイドラインとは異なり記載方法をCQに対する回答形式から総説的記載とし，名称もガイドラインからマニュアルに変更した。総説的な記載は，現場に常備し，適時参照するのに使いやすい形式になったと考えている。

一方，わが国における乳房MRIは，最近の調査でも化学療法後を含む乳がんの術前精査での利用が中心で，ハイリスク女性のスクリーニングで行っている施設は多くはない。しかし今後，ゲノム解析の普及など種々の手法で乳がん発症リスク評価が広がる時代になったときにはMRIの利用は確実に増加すると考えられ，本マニュアルの意義はさらに高まると考えている。

また，乳房MRIの普及を目指して開発された，造影早期相のみで評価を行う短縮MRIや拡散強調画像を主とした非造影MRIも注目されており，実際に利用している施設もある。本マニュアルでは，これらについても現時点での考え方がまとめられているので参考にしていただきたい。

以上のように，本マニュアルは乳房MRIを行う際の留意点がもれなく記載されている。HBOCのサーベイランスを行っている施設だけでなく，乳房MRIを行っているすべての施設に常備いただき，常に参照する形で利用していただくことを期待している。

2020年10月

特定非営利活動法人 日本乳癌検診学会

理事長　**中島 康雄**

推薦の辞

　近年，乳房 MRI 検査は，乳房温存手術の適応を決めるための広がり診断や，術前化学療法の効果判定など，乳がん診療において必要不可欠な検査法となった。それに加えて，2020 年 4 月からは，BRCA 遺伝学的検査で遺伝性乳がん卵巣がん（hereditary breast and ovarian cancer；HBOC）症候群であることが判明した患者に対しては，術後の経過観察において，保険診療での乳房 MRI 検査が実施可能となった。ただし，サーベイランス（術後の経過観察）として行う場合には，撮像法や読影法は，診療に用いる乳房 MRI とは異なり，新たに習得し，導入することが必要である。そのためには，現在，海外で標準的に行われている方法を参考にすることが肝要で，その際，本マニュアルがとても有用である。

　HBOC の領域では，サーベイランスが保険診療として認められたのち，既発症のバリアント（変異）保持者の拾い上げが急速に進みつつある。また，その方々の遺伝カウンセリングを通じて，未発症のバリアント保持者が見つかってくる。欧米では，いわゆる乳がん発症ハイリスク者への検診として，乳房 MRI の導入が診療ガイドラインのなかで推奨されている。わが国でも，乳がん発症ハイリスク者の同定とともに，個別化検診の導入が模索されている。本書を通じて，わが国においても，一定水準の撮像法や読影法が浸透し，乳房 MRI 検診の意義が証明されるようなビッグデータが創出されることを願ってやまない。

2020 年 10 月

一般社団法人 日本遺伝性乳癌卵巣癌総合診療制度機構

理事長　**中村 清吾**

推薦の辞

　このたび，日本乳癌検診学会（JABCS）から「乳房 MRI 検査マニュアル—HBOC を念頭においたスクリーニング/サーベイランスから乳がんの精密検査まで—」が刊行されました。本マニュアルの作成にあたり，日本乳癌学会から外部評価委員を加えていただきありがとうございました。

　BRCA 遺伝子変異を代表とする HBOC（遺伝性乳がん卵巣がん症候群）は全乳がんの 5〜10％と推計され，年間 10 万人以上が乳がんに罹患する日本では数千人の女性が HBOC に該当します。したがって，乳がん診療の専門施設か，対策型や任意型の検診施設かにかかわらず，受診者の既往歴，家族歴に配慮する必要があります。遺伝カウンセリングと遺伝学的検査を経て，これまで見過ごされていた可能性のある HBOC 症例を同定しなければなりません。そして，適切なサーベイランスを実施するために乳房 MRI 検査は必須です。近い将来，精密医療の進歩から，乳がんハイリスクあるいは HBOC 関連のバイオマーカーを指標とした liquid biopsy によるサーベイランスも予想されますが，乳がんの早期診断に乳房 MRI は欠かせません。

　2020 年 4 月から BRCA 遺伝子変異のある乳がんあるいは卵巣卵管がんの既発症者に対するリスク低減手術（乳房全切除術と再建術，卵管卵巣摘出術）が保険収載されました。本学会では，会員向けの手引きと市民向けの説明文を HP に掲載しています。さらに，HBOC 啓発ビデオを会員に限定せず無償で視聴いただけます。HBOC への理解を深めていただいたうえで，本マニュアルに沿ったサーベイランスが適切に行われることを期待します。

　最後に，本学会の理事であり，JABCS 次世代乳癌検診検討委員会の委員長である植松孝悦先生はじめ，同委員会検診 MRI 小委員会の皆様のご尽力に心からの謝意を表します。本マニュアルが利活用され，HBOC サーベイランスの適正化，個別化そして効率化が進むことを願う次第です。

2020 年 10 月

一般社団法人 日本乳癌学会

理事長　井本 滋

推薦の辞

　日本乳癌検診学会編集の「乳房 MRI 検査マニュアル—HBOC を念頭においた
スクリーニング/サーベイランスから乳がんの精密検査まで—」が発刊された。
わが国で「マンモグラフィガイドライン」の前身である「乳房撮影ガイドライン」
が日本医学放射線学会により編纂されたのが 1995 年のことである。私事ではあ
るが，金沢大学附属病院での自作乳腺コイルによる乳房 MRI 第一号の撮像（被
検者は川島）は 1993 年 12 月 28 日であった。マンモグラフィによる乳がん検診
すら時期尚早といわれていた頃で，25 年以上の歳月を経て，ついに検診を念頭に
おいた乳房 MRI 検査マニュアルが刊行されるまでに乳房 MRI が普及したことは
感無量の一言である。

　検診乳房 MRI は現時点では任意型乳がん検診としてごく一部の施設で行われ
ているにすぎないが，今年から HBOC と診断された乳がん既発症者のサーベイ
ランスとしての乳房 MRI が保険収載された。これをきっかけに HBOC 患者に限
らず，一般市民においても乳房 MRI の認知度がますます上がることが予想される。

　本書では冒頭で乳房 MRI 検診の現状が述べられているが，第 4 章以降は乳房
MRI 検査の最新マニュアルとして，乳房 MRI 検診を行っていない精密検査機関
においても知識の整理・確認に役立つ内容となっている。最新のエビデンスを取
り入れて，非常にわかりやすく簡潔に記載されている。第 12 章の「受診者に対
する説明」の項だけは Q&A 方式でも記載されており，現場での対応にそのまま
生かせるだろう。

　本マニュアルの作成委員は，わが国の乳房 MRI を長く牽引してきた“敏腕”放
射線科医の面々である。本マニュアルが検診の場で，また精密検査の場で，乳房
MRI の指南書として広く普及することを期待するとともに，次の，そしてまた
次の改訂の際には，乳房 MRI を担う新たな放射線科医が作成メンバーに名を連
ねてくれることを願っている。

2020 年 10 月

公益社団法人 日本医学放射線学会

理事長　**青木 茂樹**

川島 博子

（文責）

推薦の辞

　「乳房 MRI 検査マニュアル」の発刊をお喜び申し上げますとともに，委員の皆様や関連各位に感謝申し上げます。

　本書は最新の知見を踏まえた科学的根拠に基づくマニュアルであり，MRI 撮像および読影方法の均てん化にとても役立つものです。また，市民の皆様に安心して MRI 検査を受けていただくために，MRI の安全性についても十分に配慮されたものとなっており，MRI を行うすべての施設において参考にすべきものです。

　日本磁気共鳴医学会は，臨床医学のみならず，基礎医学，生物学，化学，物理学，工学の広い範囲にわたる会員を有しており，磁気共鳴医学の発展・普及を目指すとともに，MRI を適切に利用することで市民の皆様の健康に寄与できることを望んでいます。乳房疾患に MRI が用いられ始めたのは 1990 年代からで，当初は片側の乳房しか撮像できませんでした。それ以後，撮像や読影方法について多くの研究が重ねられてきました。現在の乳房 MRI はガドリニウム造影剤を用いた両側の乳房撮像が基本となり，多くの装置において両側乳房の高分解能撮像が行えるようになっています。標準的な撮像方法および読影方法が示されることにより，すべての施設において一定のクオリティを保つことが可能となり，さらにハイレベルの画像診断を目指すことができると考えられます。

　現在，わが国では乳房 MRI は乳がんの術前の評価目的で使用されることが多いですが，欧米諸国ではハイリスク群におけるサーベイランスに多く用いられています。わが国には多くの MRI 装置があり，適切な使用基準に基づいて検査を行うことで，より多くの方々に役立っていくことを期待します。また，本マニュアルで示された MRI における安全性については，乳腺領域での適切な使用を通し，さらに幅広い MRI 利用においても参考になっていくものと考えます。利益と不利益の考えに基づいて作成されたこのマニュアルは，磁気共鳴医学に関わる者たちにとっても今後の診療や研究の方向性の大きな参考となっていくことでしょう。

　本マニュアルは，MRI 検査に関わるすべての方々に読んでいただき，実行していただくようお願いします。日本磁気共鳴医学会としても本マニュアルの概念を広く共有し，普及に協力していく所存です。今後もさらなる科学的検証のもとに，市民の皆様に役に立つ検査が行えるよう，諸団体およびそれぞれの医療者がともに協力していくことを望みます。

2020 年 10 月

一般社団法人 日本磁気共鳴医学会

理事長　黒 田　　輝

久保田 一徳

委員一覧

次世代乳癌検診検討委員会

委員長　植松　孝悦　静岡県立静岡がんセンター 乳腺画像診断科 兼 生理検査科

次世代乳癌検診検討委員会 検診 MRI 小委員会

委員長　磯本　一郎　聖フランシスコ病院 放射線科

副委員長　戸﨑　光宏　相良病院 放射線科

委　員　飯間　麻美　京都大学医学部附属病院 先端医療研究開発機構 放射線診断科

片岡　正子　京都大学医学部附属病院 放射線部

印牧　義英　聖マリアンナ医科大学附属研究所 ブレスト＆イメージング
先端医療センター附属クリニック

後藤眞理子　京都府立医科大学 放射線診断治療学講座

佐竹　弘子　名古屋大学医学部附属病院 放射線部

外部評価委員

日本遺伝性乳癌卵巣癌総合診療制度機構

大住　省三　国立病院機構四国がんセンター 乳腺外科

日本乳癌学会

岩瀬　拓士　名古屋第一赤十字病院 乳腺内分泌外科

山内　英子　聖路加国際病院 乳腺外科

日本医学放射線学会

川島　博子　金沢大学医薬保健研究域保健学系

日本磁気共鳴医学会

久保田一徳　獨協医科大学病院 放射線部

作成にあたって

　2013年3月に日本乳癌検診学会より"乳がん発症ハイリスクグループに対する乳房 MRI スクリーニングに関するガイドライン"が公表された。当時はようやくわが国でも諸外国と同様の頻度で遺伝性乳がんが存在することが認識され，乳がん発症ハイリスク女性に対する MRI を用いた乳がんスクリーニングが注目され始めたばかりであった。がん検診は高い精度管理のもとで実施する必要があり，欧米の乳房 MRI ガイドラインを軸に，乳房 MRI の撮像方法を中心としたガイドラインが作成された。

　しかしながら，わが国では遺伝学的検査が自費であり，さらには造影乳房 MRI を実施する際に必須とされる MRI ガイド下生検が保険診療として認められていなかったことから，検診乳房 MRI は任意型乳がん検診としてごく一部の施設で行われていた。

　その後 2018 年に，これまで自費で行われてきた *BRCA* 遺伝子検査がコンパニオン診断として保険収載となった。遺伝性乳がん卵巣がん症候群（hereditary breast and ovarian cancer syndrome；HBOC）の血縁者には高頻度で乳がん未発症の遺伝子変異保持者が存在するため，これら未発症の *BRCA* 遺伝子変異保持者に対する検診乳房 MRI の必要性が高まっている。乳癌診療ガイドライン 2018 年版（日本乳癌学会編）においても，未発症 *BRCA* 遺伝子変異保持者に対する造影乳房 MRI による乳がん検診の施行が推奨され，公的資金を使用した対策型乳がん検診への導入の必要性が述べられている。また，同年には乳腺腫瘍画像ガイド下吸引術（一連につき）の保険収載に MRI ガイド下（8,210 点）が追加され，今後はさらなる造影乳房 MRI の診断精度の向上が要求されるようになった。さらに 2020 年から既発症者に対する HBOC のリスク低減乳房切除術（risk reducing mastectomy；RRM）・乳房再建術ならびにリスク低減卵管卵巣摘出術（risk reducing salpingo-oophorectomy；RRSO）が保険収載となり，HBOC と診断された乳がんまたは卵巣がん患者において，RRM を選択しなかった方に対するフォローアップとして，乳房 MRI 加算を算定できるようになったため，サーベイランスとしての造影乳房 MRI の重要性も高まっている。一方，Kuhl らの発表以来，造影乳房 MRI の撮像プロトコルを短縮した abbreviate MRI が，新たな検診乳房 MRI の撮像方法として注目されている。

　このように，近年わが国でも HBOC を主眼とした検診乳房 MRI の必要性が認識され，乳房 MRI 技術の進歩も著しいことから，本マニュアルの作成が日本乳癌検診学会で企画された。

　本マニュアルでは，欧米における造影乳房 MRI による乳がん検診の現状を述べ，乳がん検診を行う際の精度管理に必要な技術・体制として，検診対象者および実施方法，MRI の撮像方法，読影方法，MRI ガイド下生検，ならびにプロセス指標について記載した。また，Q&A 方式にて受診者に対する具体的な説明を記載した。造影乳房 MRI による乳がん検診は，基本的には任意型検診である。任意型検診といえども適切な精度管理とフォローアップのもとで実施することが重要である。さらに，受診者に対して，利益のみならず不利益についての説明を適正に行う必要がある。

　本マニュアルは現時点での最新のエビデンスをできるだけ取り入れて作成しているが，この分野の進歩は目覚ましく，次々と新たなエビデンスが蓄積されているため，今後，適宜改訂していく予定である。

　乳がん検診として行う造影乳房 MRI は，基本的には精査機関で施行する造影乳房 MRI と同様であるので，本マニュアルは乳房 MRI 検査の最新マニュアルとしても一読することをお勧めしたい。したがって，インプラント乳房に対する乳房 MRI 検査法や非造影乳房 MRI 検査法も参考に取り上げている。

　また，本マニュアルは，関連学会（日本遺伝性乳癌卵巣癌総合診療制度機構，日本乳癌学会，日本医学放射線学会，日本磁気共鳴医学会）の協力のもと選出された外部評価委員の評価を受けている。外部評価により指摘・提案された点は適宜反映した。本マニュアル作成にあたりかかった費用は，すべて日本乳癌検診学会から拠出されており，特定の企業等からの資金提供は受けていない。本マニュアルの発刊は日本乳癌検診学会の承認を受けた事業であり，他のいかなる団体からの影響も受けていない。日本乳癌検診学会は，本マニュアルを作成した次世代乳癌検診検討委員会 検診 MRI 小委員会委員の利益相反の状況を確認した。

　本マニュアルが検診乳房 MRI をはじめとする乳房 MRI 検査の羅針盤となるとともに，検診乳房 MRI が受診者に対して真に有益な乳がん検診となるよう切に願っている。

2020 年 10 月

特定非営利活動法人 日本乳癌検診学会
次世代乳癌検診検討委員会 検診 MRI 小委員会

委員一同

目　次

1 がん検診の基礎知識

1) 検診と健診

　検診は，健康な人において，ある特定の疾患を無症状のうちに発見し，早期治療を行うことにより，その疾患による障害の発生を予防する目的で実施されるものである。一方，健診は健康診断の略で，健康な人に実施されるが，個人の健康の確認と病気のリスク因子を発見し，生活習慣病の予防やその早期発見を目的としたものである。よって，「がん健診」という用語は誤用であり，「がん検診」が正しい用語である。

2) スクリーニングとサーベイランス

　乳がん検診の英語訳は breast cancer screening であり，スクリーニングという用語も日常的に使用されている。乳がん検診を意味して使用する場合のスクリーニングは，ターゲットとして決めた集団を対象（日本では 40 歳以上の女性が対策型乳がん検診の対象集団である）として，同一検査（乳がん死亡率減少効果のエビデンスのあるモダリティはマンモグラフィのみである）により，無症状の乳がん患者を選別することである。つまり，乳がんのスクリーニングとは，乳がん未発症者を対象とした集団から無症状の乳がん患者を選別するための診察や検査を行う方策である。

　サーベイランス（surveillance）の意味は，警戒して見張ること・注意深く監視すること・よくみて調べることであり，一般的に乳がんのサーベイランスという場合は，乳がん既発症者の治療後（手術後）の再発や異時性乳がんを監視するための診察や検査を行うことである。乳がん既発症者は，再発リスクの違いはあるにしても無症状で腫瘍量が増加する前の腫瘍量が少ない時期に，乳がん再発を把握し，治療を開始したほうが治療効果や QOL の改善を期待できるので，初期治療後にさまざまな検査を組み入れた慎重なサーベイランスが行われている。

　近年，HBOC をはじめとする遺伝性乳がんの存在が明らかとなり，遺伝性乳がんの血縁者は 50％の確率で乳がん遺伝子変異が陽性となり，高頻度に乳がんを発症する可能性があることがわかっている。これら乳がん発症リスクの高い HBOC と診断された乳がん未発症者に対しては，乳がん発症リスクのない女性や他の乳がん発症リスク因子をもつ女性よりも乳がんの発症に関して，注意深く

監視することが非常に重要とされている。そのため，HBOC と診断された乳がん未発症者の乳がん検診に対して，サーベイランスという用語も使用されることがある。しかし，本マニュアルではスクリーニングとサーベイランスという用語を正しく使い分けるために，HBOC と診断された乳がん未発症者の乳がん検診に対してはスクリーニングの用語を使用し，サーベイランスという用語は HBOC の有無にかかわらず，乳がん既発症者に対する治療後の再発や異時性乳がんを監視するための診察や検査を行うことに限定して使用する。以上より，乳がんのスクリーニングは乳がん未発症者（HBOC の有無は問わない）を対象とした集団から無症状の乳がん患者を選別する方策と定義し，乳がんのサーベイランスは乳がん既発症者（HBOC の有無は問わない）に対する治療後の再発や異時性乳がんを監視する方策と本マニュアルでは定義する。

3）がん検診の目的

　がん検診の目的は，がんによる死亡率を減少させることである。がんの早期発見は，がんによる死亡率を減少させるための方法であり目的ではない。なぜなら，がんを早期に発見しても，その後のがんによる死亡率減少が証明されなければ，有効ながん検診とはならないからである。また，早期発見したがんがもともと死因と関連しないようながんであった場合には，むしろ本来治療の必要がないにもかかわらず治療が行われる過剰診断・過剰治療といった不利益を被ることにもなる。これまで無症状のうちにがんを早期に発見することの重要性のみがあまりにも強調され，がんの早期発見ががん検診の目的と誤解されてきた感は否めない。がん検診に従事する医療関係者はがん検診の目的を正しく理解することが重要である。

4）対策型検診と任意型検診

　がん検診には，対策型と任意型の検診がある[1]。対策型検診は，ある特定の集団全体を対象として，効率よくがんを発見し，全体の利益を考慮して実施するものである。このため，有効性が確立したがん検診の手段や方法が選択され，最終的に利益が不利益を上回ることが基本条件となる。一方，任意型検診は，対策型検診以外の検診であり，個人の価値観で医療機関や検診機関が提供する検診方法を行い，個人の死亡リスクを下げるものである。個人の価値観で検診方法が選択されるため，死亡率の減少効果が明確でない方法が選択される場合がある。乳がん検診におけるマンモグラフィは乳がんの死亡率を減少させることが証明されている唯一の検査法であり，対策型検診に用いられている[2]。一方，造影乳房 MRI

による乳がん検診は，乳がんの死亡率減少効果は十分には証明されていないものの，他の検査方法と比較し最も乳がん検出能が高いため，乳がん発症ハイリスク群に対する任意型乳がん検診として許容されている[3]。

5) がん検診の利益と不利益

がん検診の利益は，がんの早期発見・早期治療により救命されることである。また，QOL の改善，医療費の削減，異常がないことで得られる安心感（陽性ラベリング効果）も利益に含まれるが，これらはがん検診の主目的ではない。一方，不利益として，偽陰性，偽陽性，過剰診断，X 線検査による放射線被曝，検査に伴う偶発症や合併症，要精検との通知で精神的に落ち込むなどの陰性ラベリング効果がある。

対策型検診では利益が不利益を上回ることが必須で，そのため乳がん死亡率減少効果が証明されているマンモグラフィのみ使用が認められている。しかし，任意型検診では，必ずしも利益が不利益を上回ることが現時点では証明されていない検査法が採用されている場合がある。そのため，検診提供者は，実施する検査法における利益や不利益について受診者に十分説明したうえで，がん検診を実施する義務がある。

6) がん検診の有効性

がん検診が有効に行われているかを判断するためには，そのがんによる死亡率が減少することを証明する必要がある。しかしながら，その証明には，がん検診のデータベースと正確な経過観察システム，長い観察期間が必要である。さらに，その観察期間中に検診が正しく行われているかを評価し，不備がある場合には改善していくためのプロセス指標に基づく精度管理が重要となる。特にわが国のように乳がん検診の全国的なデータベースと経過観察システムがない場合は，プロセス指標を目安にした精度管理が重要である[4]。

対策型検診ではもちろんのこと，任意型検診においても，がん検診が有効に行われるためには適切な精度管理のもとでがん検診を実施する必要がある。

本マニュアルでは，乳房 MRI による乳がん検診の精度管理に関するプロセス指標についても記載している（39 頁参照）。乳房 MRI による乳がん検診を実施する施設では，これらを参考にして自施設の検診の精度管理を行っていただきたい。

■ 文　献

1）国立がん研究センター社会と健康研究センター. 科学的根拠に基づくがん検診推進のページ. 対

策型検診と任意型検診. http://canscreen.ncc.go.jp/kangae/kangae7.html

2) 祖父江友孝. 厚労省研究班におけるがん検診有効性評価ガイドラインのまとめ. がん検診の考え方. 厚生労働省. 2016. https://www.mhlw.go.jp/file/05-Shingikai-10601000-Daijinkanboukousei kagakuka-Kouseikagakuka/0000104585_3.pdf

3) National Comprehensive Cancer Network. NCCN Clinical Practice Guidelines in Oncology. Genetic／Familial High-Risk Assessment：Breast cancer and Ovarian. ver 1. 2020

4) 国立がん研究センターがん情報サービス. がん検診について，表5 各がん検診に関する精度管理指標と許容値・目標値. https://ganjoho.jp/med_pro/pre_scr/screening/screening.html

2 MRI による乳がん検診の現状 （これまでの経過と欧米の現状）

　2000年頃から，ドイツ，オランダで乳房 MRI を利用したスクリーニングの報告が始まり[1)2)]，その後，世界中で乳がん発症ハイリスク群に対する乳房 MRI の有用性が検証された[3)~7)]。米国癌学会（American Cancer Society：ACS）では，3,818例（米国，カナダ，イギリス，オランダ，ドイツ，イタリアの52施設）のデータから，マンモグラフィおよび超音波の乳がん検出感度がそれぞれ16～40％であるのに対して，MRI の感度は77～100％と圧倒的に高いことを報告している[8)]。

　血縁者に乳がん患者がいる乳がん発症ハイリスク群を対象としたドイツの前向き多施設研究である EVA trial では，687人の乳がん発症ハイリスク女性に対して，マンモグラフィ，超音波，MRI の年1回のスクリーニング（1,679回）を施行し，さらに371人に半年ごとの超音波を追加した[9)]。最も診断率の高い組み合わせは MRI とマンモグラフィであり，感度100％である。MRI 単独での感度は92.6％（25/27）で，MRI に超音波を組み合わせても同様の感度92.6％（25/27）であった。さらに，マンモグラフィ単独，超音波単独，マンモグラフィと超音波の組み合わせでは，感度はそれぞれ33.3％（9/27），37％（10/27），48.1％（13/27）であり，満足のいく結果ではなかった。Riedl らも類似の研究結果を報告している[10)]。*BRCA* 遺伝子変異保持者を含む乳がん発症ハイリスク女性に対して，マンモグラフィ，超音波検査，MRI の乳がん検出率を比較した単施設での前向き研究では，MRI とマンモグラフィの組み合わせが最も診断率が高く，95％（38/40）であり，超音波の追加の意義はないと結論づけている。

　日本では，2012年に本学会で乳癌 MRI 検診検討委員会が構成され，「乳がん発症ハイリスクグループに対する乳房 MRI スクリーニングに関するガイドライン」が作成された[11)]。乳房 MRI の撮像法を中心に記述されており，これから増えるスクリーニング目的の乳房 MRI の精度管理を念頭に置いたものである。乳癌診療ガイドライン2013年版（日本乳癌学会編）では，新規の項目として "Breast MRI screening for BRCA mutation carriers" が追加された[12)]。2015年版では "Is breast MRI screening recommended for women with BRCA1 or BRCA2 mutation?" に対して推奨グレード B として推奨された[13)]。また，「遺伝性乳癌卵巣癌症候群（HBOC）診療の手引き2017年版」でも，*BRCA* 遺伝子変異保持者に対する乳房 MRI サーベイランスだけが，乳がん領域の中で唯一の推奨グレード B

である[14]。さらに乳癌診療ガイドライン 2018 年版（日本乳癌学会編）[15]では，日本人においても未発症 *BRCA* 遺伝子変異保持者に対する造影乳房 MRI 検診の施行が推奨され，かつ公的資金を使用した対策型乳がん検診への導入の必要性が述べてられている。しかし，上記ガイドラインはすべて海外のデータの引用であったが，2020 年には *BRCA* 遺伝子変異保持者の未発症者を対象とした国内最初の前向き多施設研究の結果が報告された[16]。*BRCA* 遺伝子変異保持者 22 人中 2 人（9％）で，マンモグラフィおよび超音波検査では指摘できなかった乳がんが，同日施行された MRI でのみ指摘されている[16)17]。これは，カナダの Warner らの報告[4]と同じ乳がん発見率（9％：22/236）であり，国内の *BRCA* 遺伝子変異保持者にも乳房 MRI が有用であることを示唆する結果である。

　以上のデータは乳がん発症ハイリスク群や乳がん術後などの乳がん発症中等度リスク群の女性を対象とした結果であり，乳がん発症平均リスク群の女性を対象とした検診乳房 MRI の結果でないことに十分な注意が必要である。つまり，乳がん発症平均リスク群の女性を対象とする検診乳房 MRI は有効性のエビデンスがないので，現時点では推奨できないことを日本乳癌検診学会として明言する。

■文　献

1) Kuhl CK, Schmutzler RK, Leutner CC, Kempe A, Wardelmann E, Hocke A, et al. Breast MR imaging screening in 192 women proved or suspected to be carriers of a breast cancer susceptibility gene：preliminary results. Radiology. 2000；215（1）：267-79.［PMID：10751498］
2) Tilanus-Linthorst MM, Obdeijn IM, Bartels KC, de Koning HJ, Oudkerk M. First experiences in screening women at high risk for breast cancer with MR imaging. Breast Cancer Res Treat. 2000；63（1）：53-60.［PMID：11079159］
3) Kriege M, Brekelmans CTM, Boetes C, Besnard PE, Zonderland HM, Obdeijn IM, et al.；Magnetic Resonance Imaging Screening Study Group. Efficacy of MRI and mammography for breast-cancer screening in women with a familial or genetic predisposition. N Engl J Med. 2004；351（5）：427-37.［PMID：15282350］
4) Warner E, Plewes DB, Hill KA, Causer PA, Zubovits JT, Jong RA, et al. Surveillance of BRCA1 and BRCA2 mutation carriers with magnetic resonance imaging, ultrasound, mammography, and clinical breast examination. JAMA. 2004；292（11）：1317-25.［PMID：15367553］
5) Leach MO, Boggis CRM, Dixon AK, Easton DF, Eeles RA, Evans DGR, et al.；MARIBS study group. Screening with magnetic resonance imaging and mammography of a UK population at high familial risk of breast cancer：a prospective multicentre cohort study（MARIBS）. Lancet. 2005；365（9473）：1769-78.［PMID：15910949］
6) Lehman CD, Blume JD, Weatherall P, Thickman D, Hylton N, Warner E, et al.；International Breast MRI Consortium Working Group. Screening women at high risk for breast cancer with mammography and magnetic resonance imaging. Cancer. 2005；103（9）：1898-905.［PMID：15800894］
7) Sardanelli F, Podo F, D'Agnolo G, Verdecchia A, Santaquilani M, Musumeci R, et al. Multicenter comparative multimodality surveillance of women at genetic-familial high risk for breast cancer（HIBCRIT study）：interim results. Radiology. 2007；242（3）：698-715.［PMID：17244718］
8) Saslow D, Boetes C, Burke W, Harms S, Leach MO, Lehman CD, et al.；American Cancer Society Breast Cancer Advisory Group. American cancer society guidelines for breast screening

with MRI as an adjunct to mammography. CA Cancer J Clin. 2007；57（2）：75-89.［PMID：17392385］

9）Kuhl C, Weigel S, Schrading S, Arand B, Bieling H, König R, et al. Prospective multicenter cohort study to refine management recommendations for women at elevated familial risk of breast cancer：the EVA trial. J Clin Oncol. 2010；28（9）：1450-7.［PMID：20177029］

10）Riedl CC, Luft N, Bernhart C, Weber M, Bernathova M, Tea MKM, et al. Triple-modality screening trial for familial breast cancer underlines the importance of magnetic resonance imaging and questions the role of mammography and ultrasound regardless of patient mutation status, age, and breast density. J Clin Oncol. 2015；33（10）：1128-35.［PMID：25713430］

11）日本乳癌検診学会　乳癌 MRI 検診検討委員会. 乳がん発症ハイリスクグループに対する乳房 MRI スクリーニングに関するガイドライン ver.1.2. http://www.jabcs.jp/images/mri_guideline_fix.pdf

12）Taira N, Arai M, Ikeda M, Iwasaki M, Okamura H, Takamatsu K, et al.；Japanese Breast Cancer Society. The Japanese breast cancer society clinical practice guideline for epidemiology and prevention of breast cancer. Breast Cancer. 2015；22（1）：16-27.［PMID：25085807］

13）Taira N, Arai M, Ikeda M, Iwasaki M, Okamura H, Takamatsu K, et al. The Japanese breast cancer society clinical practice guidelines for epidemiology and prevention of breast cancer, 2015 edition. Breast Cancer. 2016；23（3）：343-56.［PMID：26873619］

14）厚生労働科学研究がん対策推進総合研究事業研究班編. 遺伝性乳癌卵巣癌症候群（HBOC）診療の手引き 2017 年版. 金原出版，pp.87-9，2017.

15）日本乳癌学会編. 検診・画像診断，CQ4 日本人の未発症 BRCA 遺伝子変異保持者に造影乳房 MRI 検診は勧められるか？　乳癌診療ガイドライン②疫学・診断編 2018 年版. 金原出版，2018. http://jbcs.gr.jp/guidline/2018/index/kenshingazo/cq4/

16）Tozaki M, Nakamura S. Current status of breast cancer screening in high-risk women in Japan. Breast Cancer. 2020. doi：10. 1007/s12282-020-01103-1. Online ahead of print.［PMID：32627143］

17）Tozaki M, Nakamura S, Kitagawa D, Iwase T, Horii R, Akiyama F, et al. Ductal carcinoma in situ detected during prospective MR imaging screening of a woman with a BRCA2 mutation：the first case report in Japan. Magn Reson Med Sci. 2017；16（3）：265-9.［PMID：28090007］

3 対象者および検診の実施方法（間隔）

MRI による乳がん検診は任意型検診として行われる。よって，基本的には対象受診者は個人の自由意思となる。しかし，スクリーニングのために MRI を用いることが医学的にも正当化される受診者を示すことは必要である。

近年，家族集積性乳がん患者に対する遺伝カウンセリングや *BRCA* 遺伝学的検査が，わが国でも徐々に普及しつつあり，*BRCA* 遺伝子変異保持者は欧米並みに存在すると報告されている[1]。現在，遺伝性乳がん卵巣がん症候群（hereditary breast and ovarian cancer；HBOC）に関する日本人のデータ登録を主たる目的として，日本 HBOC コンソーシアムおよび日本遺伝性乳癌卵巣癌総合診療制度機 構（Japanese Organization of Hereditary Breast and Ovarian Cancer；JOHBOC）が発足し，HBOC 診療を最適化する取り組みがなされている。

米国癌学会（ACS）のガイドラインでは，MRI スクリーニングは *BRCA* 遺伝子変異保持者に限らず，乳がんの生涯発症リスクが 20％を超える場合に勧められている[2]。また，MRI スクリーニング実施施設においては，MRI ガイド下生検の装備をすることが推奨されている。わが国では，海外と同様の乳がん発症リスクを同定する計算モデル（Gail Model や Claus Model）は存在しないが，欧米のガイドラインの記載と同様に，MRI スクリーニングは *BRCA* 遺伝子変異保持者に推奨されている[3]。また，本来であれば，強く遺伝カウンセリングが勧められるような家族集積性の高い家系の方で，特にマンモグラフィで高濃度乳房を呈し，本人が希望する場合にも勧められる。そのほか，神経線維腫症 1 型（レックリングハウゼン病，NF1 遺伝子）や遺伝性びまん性胃がん（CDH1 遺伝子），Li-Fraumeni 症候群，Cowden 症候群などのように乳がん発症ハイリスクが知られている遺伝性腫瘍の女性においても，乳房 MRI が勧められる[4]。ただし，開始時期や間隔はそれぞれの遺伝性腫瘍で異なるため留意する必要がある。

なお，2020 年の診療報酬改定により，次の条件のいずれかに当てはまる乳がん発症例は，HBOC 診断を目的とした *BRCA* 遺伝学的検査が保険適用となった。①45 歳以下の発症，②60 歳以下のトリプルネガティブ乳がん，③2 個以上の原発乳がん発症，④第 3 度近親者内に乳がんまたは卵巣がん発症者がいる，⑤男性乳がん。このように HBOC が疑われ，がんの家族集積性が認められる家系内の乳がん既発症の女性では *BRCA* 遺伝子変異が検出されなくても，他の乳がん発

症ハイリスクの遺伝性腫瘍の否定はできないため，個々のがん既往・家族歴に基づいてがん発症リスクを評価したうえで，本人が希望する場合にも乳房MRIを検討できる。

　造影乳房MRIによる乳がん検診の開始時期に関して，*BRCA*遺伝子変異保持者では，乳がんや卵巣がんの発病年齢が低いことを考慮して，通常の勧告よりもかなり早期にスクリーニングを開始することが強調されている[5]。米国総合がん情報ネットワーク（National Comprehensive Cancer Network；NCCN）ガイドライン2020 ver.1では，*BRCA*遺伝子変異保持者の女性において18歳からブレスト・アウェアネスを開始し，25歳から6〜12カ月ごとの乳がん検診を開始するとしている。具体的な乳がん検診の方法としては，25〜29歳では造影乳房MRIによる年に1回のスクリーニングが行われる。もしMRIが利用できない場合には，トモシンセシスを考慮したマンモグラフィが行われ，30〜75歳では年に1回トモシンセシスを考慮したマンモグラフィおよび造影乳房MRIを行うとしている[4]。

　しかし，乳がん発症リスクが高いと想定される場合でも，*BRCA*遺伝学的検査を施行していない場合，*BRCA*遺伝学的検査で陰性であった場合，また個人の自由意思で造影乳房MRIによる乳がん検診を希望する場合には，検診の間隔は，年に1回である必要はない可能性がある。乳がん発症平均リスクの女性を対象として造影乳房MRIによる乳がん検診を施行した前向き研究がドイツから報告された[6]。結果は，①中間期がんは観察されなかった，②検出された61乳がんのうち60病変はMRIのみで検出された，③マンモグラフィまたは超音波のみで検出された乳がんは存在しなかった，④次回の乳がんの診断までの平均は35カ月であった。以上より，乳がん検出の観点からは，乳がん発症平均リスクの女性には3年に1回のMRI検診で十分である可能性が示唆されている。

　このように現時点の研究結果では，造影乳房MRIの間隔は年に1回から3年に1回の範囲が示唆されるが，いずれもエビデンスレベルが高いとはいえず，今後のさらなる研究が必要と考えられる。また，日本人における検診乳房MRIのデータ蓄積も必須と考えられる。

■文　献
1) Sugano K, Nakamura S, Ando J, Takayama S, Kamata H, Sekiguchi H, et al. Cross-sectional analysis of germline BRCA1 and BRCA2 mutations in Japanese patients suspected to have hereditary breast/ovarian cancer. Cancer Sci. 2008；99（10）：1967-76．[PMID：19016756]
2) Saslow D, Boetes C, Burke W, Harms S, Leach MO, Lehman CD, et al.；American Cancer Society Breast Cancer Advisory Group. American Cancer Society guidelines for breast screening with MRI as an adjunct to mammography. CA Cancer J Clin. 2007；57（2）：75-89．[PMID：17392385]

3）日本乳癌学会編．検診・画像診断，CQ4 日本人の未発症 BRCA 遺伝子変異保持者に造影乳房 MRI 検診は勧められるか？ 乳癌診療ガイドライン②疫学・診断編 2018 年版．金原出版，2018．http://jbcs.gr.jp/guidline/2018/index/kenshingazo/cq4/

4）Daly MB, Pilarski R, Yurgelun MB, Berry MP, Buys SS, Dickson P, et al. NCCN Guidelines Insights：Genetic/Familial High-Risk Assessment：Breast, Ovarian, and Pancreatic, Version 1.2020. J Natl Compr Canc Netw. 2020；18（4）：380-91.［PMID：32259785］

5）Ford D, Easton DF, Stratton M, Narod S, Goldgar D, Devilee P, et al. Genetic heterogeneity and penetrance analysis of the BRCA1 and BRCA2 genes in breast cancer families. The Breast Cancer Linkage Consortium. Am J Hum Genet. 1998；62（3）：676-89.［PMID：9497246］

6）Kuhl CK, Strobel K, Bieling H, Leutner C, Schild HH, Schrading S. Supplemental breast MR imaging screening of women with average risk of breast cancer. Radiology. 2017；283（2）：361-70.［PMID：28221097］

4 人員，設備，安全管理

1) 人的体制の基準

　特掲診療科の施設基準として挙げられている要件から，画像診断をもっぱら担当する常勤の医師（日本医学放射線学会放射線診断専門医）が配置され，装置の精度管理ならびに安全管理技術を修得し，MRI の撮像技術に関する十分な知識を有する磁気共鳴専門の技師がいることが望ましい。

2) 設備全般の基準

　施設の構造，届け出，従事者の資格や運営方法などの基準については，医療法施行規則[1)2)] とその関連通知の規定に，安全基準は日本工業標準調査会 JIS Z4951[3)] によること。

3) 安全管理

　日本磁気共鳴医学会および日本医学放射線学会の定める「臨床 MRI 安全運用のための指針」[4)] に基づいて，以下のように設定し，安全管理を行うこと。
　①安全管理体制の構築
　②MRI 検査前の安全管理
　③MRI 検査中の安全管理
　④安全性情報の関連学会・関連行政機関への報告を行う体制の整備
　⑤鎮静の必要な患者の安全管理
　⑥造影剤使用の安全管理
　⑦MRI 装置の品質管理
　⑧非常時の安全管理

　これらの運用には，日本磁気共鳴医学会の安全性評価委員会が発行する「MRI 安全性の考え方」[5)] や欧米のガイドライン[6)~9)] を参考にした手順書を作成し，安全性に関して，関連学会，関連行政機関から情報[10)] を取り入れながら改訂を行い，教育および管理体制を整備すること。

■ 文　献

1) 医療法施行規則（昭和二十三年十一月五日厚生省令第五十号）．厚生労働省．https://www.mhlw. go.jp/topics/bukyoku/isei/igyou/igyoukeiei/tuchi/231105.pdf

2) 厚生労働省医政局長．医療法施行規則の一部を改正する省令の施行等について（医政発 0312 第 7 号）．http://jsnm.sakura.ne.jp/wp_jsnm/wp-content/uploads/2019/03/0b991eb1e78fb147b7db007 c53e1d308.pdf

3) 日本工業標準調査会．磁気共鳴画像診断装置―基礎安全及び基本性能，JIS Z4951．日本規格協会， 2012．https://kikakurui.com/z4/Z4951-2012-01.html

4) 日本磁気共鳴医学会・日本医学放射線学会．臨床 MRI 安全運用のための指針．2019（令和 2 年 3 月 19 日一部改訂）．http://www.jsmrm.jp/modules/other/index.php?content_id=1

5) 日本磁気共鳴医学会 安全性評価委員会 監修．MRI 安全性の考え方 第 2 版．学研メディカル秀潤 社，2014．

6) Expert Panel on MR Safety；Kanal K, Barkovich AJ, Bell C, Borgstede JP, Bradley WG Jr, Froelich JW, et al. ACR Guidance Document on MR Safe Practices：2013. J Magn Reson Imaging. 2013；37（3）：501-30.［PMID：23345200］

7) ACR Committee on MR Safety；Greenberg TD, Hoff MN, Gilk TB, Jackson EF, Kanal E, McKinney AM, et al. ACR guidance document on MR safe practices：Updates and critical information 2019. J Magn Reson Imaging. 2020；51（2）：331-8.［PMID：31355502］

8) Kangarlu A, Robitaille PML. Biological effects and health implications in magnetic resonance imaging. Concepts Magn Reson. 2000；12（5）：321-59.

9) Institute for Magnetic Resonance Safety, Education, and Research.　http://www.imrser.org/

10) 独立行政法人医薬品医療機器総合機構．医薬品医療機器法に基づく副作用・感染症・不具合報告（医療関係者向け）．https://www.pmda.go.jp/safety/reports/hcp/pmd-act/0003.html 等

乳房 MRI 検査の注意事項

MRI 検査室の強大な磁場の危険を周知し，磁性体を検査室内に絶対に持ち込んではならない[1]。下記の MRI 検査禁忌あるいは注意を要する被検者を不用意に検査室に入れないよう問診等により確認する。

MRI 検査禁忌あるいは注意を要する被検者

- 電気的，磁気的もしくは機械的に作動する体内埋込物（心臓ペースメーカーおよびリード，除細動器，刺激電極，シャント，人工内耳，補聴器等）
- 磁性体インプラント（脳動脈瘤クリップ，各種ステント等）
- 代償障害性心臓病患者，発熱性患者および発汗障害性患者
- 入れ墨によるアイライナーや帯磁性物質の化粧品使用者
- 眼球もしくはその周囲に導電性または帯磁性の細片が埋め込まれている可能性のある患者
- 心停止の可能性が通常より高い患者
- 発作もしくは閉所恐怖症反応の可能性のある患者
- 無意識状態，深い鎮静状態，錯乱状態または十分な意思疎通が期待できない患者
- 導電性のある金属を含む貼付薬
- 妊娠（胚または胎児への安全性が確立されていない）

体内に植込みまたは留置する医療機器等について[2]

金属を含む医療機器等が植込みまたは留置された被検者には，原則 MRI 検査を実施しないこと（植込みまたは留置された医療機器等の体内での移動，故障，破損，動作不良，火傷等が起こるおそれがあるため）。ただし，条件付きで MR 装置に対する適合性が認められた医療機器の場合を除く。検査に際しては，被検者に植込みまたは留置されている医療機器の添付文書等を参照のうえ，撮像条件等を必ず確認すること。

　また，検査室入室前に被検者の磁性体所持品，磁気で傷害される可能性のある所持品（時計，磁気カード，ホルタ心電図，ある種の入れ歯，着衣の金属，ヘアピン，カラーコンタクト等）の有無を確認する。検査前には，検査の概要を説明し，検査への協力を依頼する。特に，撮影時の騒音，狭いガントリや検査寝台，および撮影中の不動等について理解を得る。

　検査時には，検査室内の被検者に容態を頻繁に尋ね，被検者の声や様子をモニタで注意深く観察する。緊急時には検査室から即座に搬出して処置を行う。ただし，検査室内でも処置を行う可能性があれば，MR 環境下での試験を受け，許可が得られている器機，器具のみを使用する。

■文　献

1）日本医学放射線学会・医療事故防止委員会. 放射線診療事故防止のための指針. 日医放会雑. 2002；62：311-36.
2）厚生労働省医薬食品局安全対策課長, 厚生労働省医薬食品局審査管理課医療機器審査管理室長. 薬食安発 0520 第 2 号・薬食機発 0520 第 5 号：磁気共鳴画像診断装置に係る使用上の注意の改訂について. 平成 25 年 5 月 20 日. https://www.mhlw.go.jp/web/t_doc?dataId=00tb9369&dataType=1&pageNo=1

6 ガドリニウム造影剤の注意事項

　原則，乳房 MRI 検査はガドリニウム造影剤を使用して検査を行う。ガドリニウム造影剤の主な排泄臓器は腎臓であるため，腎機能障害患者においてはその排泄が遅延することが知られている。このため，検査前には血清クレアチニン値等による腎機能の評価が必須となる。

　一般的にガドリニウム造影剤は，ヨード造影剤と比較してその副作用の発現頻度は低いとされているが，嘔気，嘔吐，蕁麻疹，掻痒，発疹等の副作用が約 1.0 % 未満に発現する。また，約 1.9 万例に 1 人程度の割合で，ショックなどの重篤副作用を生じることがあり，約 100 万人に 1 人程度の割合で，死に至ることがあるとされている[1]~[3]。

　アレルギー体質のある場合は，ない場合と比べ，副作用を生じる可能性が 1.9 倍多いとされており，気管支喘息の既往がある場合は，既往がない場合と比べ，副作用を生じる可能性が約 1.5 倍多く，重篤な副作用が生じることがあるとされている。

　また，過去に，CT 検査等の際に投与されるヨード造影剤でアレルギー様症状を認めた場合は 2.6 倍，ガドリニウム造影剤でアレルギー様症状を認めた場合は 8 倍以上もの頻度で副作用が生じる可能性があるとされている[4]。

　このほか，人工透析例を含む腎機能障害患者へのガドリニウム造影剤投与を契機として，四肢遠位側からの皮膚の変色，肥厚，硬化を呈する腎性全身性線維症（nephrogenic systemic fibrosis；NSF）を発症したと疑われる報告例がある[5]~[7]。

　投与時に造影剤が血管外に漏れることがあり，注射部位の腫れをきたし，疼痛を伴うこともあるが，造影剤は経時的に吸収される。漏出量が非常に多い場合には別の処置が必要となることもあるが，非常に稀である。

　ガドリニウム造影剤投与にあたっては，これらのリスク因子を問診等により十分把握し，安全に施行できるよう注意するとともに，重篤な副作用の発現に備え，救急処置の準備を行い，検査中および検査後も被検者の状態を十分に観察する。

ガドリニウム造影剤による副作用発症のリスク因子
• ガドリニウム造影剤やヨード造影剤によるアレルギー症状の既往・本人または血縁者の気管支喘息やアレルギー体質

- 腎機能障害〔糸球体濾過量（glomerular filtration rate；GFR）〕
  臨床的には，血清クレアチニン等から推算糸球体濾過量（estimated GFR；eGFR）を算出して腎機能を評価することが推奨されている。長期透析が行われている終末期腎障害，GFR 30 mL/min/1.73 m^2 未満の慢性腎障害，急性腎不全の患者には原則としてガドリニウム造影剤を使用せず，他の検査法で代替すべきである。

- 造影剤使用後の授乳による児への影響は非常に小さいと考えられ，造影剤使用後の授乳制限は必要ないと提言されている。ただし，造影剤使用後の授乳についての対応は，主治医が母親に対し，①造影剤使用による検査の必要性，②造影剤使用後の授乳および授乳制限による影響について説明し，よく相談したうえで決定することが望まれる[8]。

- ガドリニウム造影剤の複数回投与により，ガドリニウムが脳，骨髄など体内組織へ残存することが報告されているが[9][10]，ガドリニウムの体内組織への残存に伴う具体的副作用は現時点では報告されていない。しかしながら，ガドリニウムの残存が年単位にわたる可能性があるため，ガドリニウム造影剤の使用は必要最小限の投与量とし，線状型は環状型より残存しやすいため，環状型を第一選択薬とすることが強く推奨される[11]。

■ 文 献

1) Li A, Wong CS, Wong MK, Lee CM, Yeung MCA. Acute adverse reactions to magnetic resonance contrast media--gadolinium chelates. Br J Radiol. 2006；79（941）：368-71.［PMID：16632615］
2) Dillman JR, Ellis JH, Cohan RH, Strouse PJ, Jan SC. Frequency and severity of acute allergic-like reactions to gadolinium-containing i.v. contrast media in children and adults. AJR Am J Roentgenol. 2007；189（6）：1533-8.［PMID：18029897］
3) 鳴海義文, 中村仁信. 非イオン性ヨード造影剤およびガドリニウム造影剤の重症副作用および死亡例の頻度調査. 日医放会誌. 2005；65（3）：300-1.
4) Nelson KL, Gifford LM, Lauber-Huber C, Gross CA, Lasser TA. Clinical safety of gadopentetate dimeglumine. Radiology. 1995；196（2）：439-43.［PMID：7617858］
5) Grobner T. Gadolinium--a Specific Trigger for the development of nephrogenic fibrosing dermopathy and nephrogenic. Nephrol Dial Transplant. 2006；21（4）：1104-8.［PMID：16431890］
6) Marckmann P, Skov L, Rossen K, Dupont A, Damholt MB, Heaf JG, et al. Nephrogenic systemic fibrosis：suspected causative role of gadodiamide used for contrast-enhanced magnetic resonance imaging. J Am Soc Nephrol. 2006；17（9）：2359-62.［PMID：16885403］
7) 日本腎臓学会, 日本医学放射線学会, 日本循環器学会編. 腎障害患者におけるヨード造影剤使用に関するガイドライン 2018. 東京医学社, 2018.
8) 日本医学放射線学会 造影剤安全性委員会. 授乳中の女性に対する造影剤投与後の授乳の可否に関する提言（2019 年 6 月 27 日）. http://www.radiology.jp/member_info/safty/20190627_01.html
9) Kanda T, Ishii K, Kawaguchi H, Kitajima K, Takenaka D. High signal intensity in the dentate nucleus and globus pallidus on unenhanced T1-weighted MR images：relationship with increasing cumulative dose of a gadolinium-based contrast material. Radiology. 2014；270（3）：834-41.［PMID：24475844］
10) Murata N, Gonzalez-Cuyar LF, Murata K, Fligner C, Dills R, Hippe D, et al. Macrocyclic and

other non-group 1 gadolinium contrast agents deposit low levels of gadolinium in brain and bone tissue：preliminary results from 9 patients with normal renal function. Invest Radiol. 2016；51（7）：447-53.［PMID：26863577］

11）厚生労働省医薬・生活衛生局医薬安全対策課. 資料 2-1 ガドリニウム造影剤の使用上の注意の改訂について. 平成 29 年 11 月 9 日. https://www.mhlw.go.jp/file/05-Shingikai-11121000-Iyakusho kuhinkyoku-Soumuka/0000183970.pdf

推奨される標準的な撮像方法

「乳がん発症ハイリスクグループに対する乳房 MRI スクリーニングに関するガイドライン ver.1.2」において推奨された撮像法を基本に，その後に公表された欧米のガイドラインを参考にして作成した。

1) 造影剤

T1，T2 強調画像では，乳がんは乳腺組織と等信号を示し，不明瞭であることが多いため，描出にはガドリニウム造影剤による造影検査が必須である。喘息や腎機能低下などで造影検査が実施できない場合，インプラントの評価を除いて MRI の適応はない。ガドリニウム造影剤の投与量，投与方法としては，標準用量 0.1 mmol/kg を急速静注し，生理食塩水でフラッシュすることが推奨される。

2) 至適撮像時期

造影 MRI においては，閉経前女性の乳腺組織への造影剤の取り込みは月経周期の時期によって異なる。月経周期後半の 2 週間（黄体期，分泌期）は乳腺組織の造影剤の取り込みが亢進し，偽陽性所見を招きやすいため，避けるべきである。検診 MRI の至適撮像時期に関しては，閉経前女性について，欧州乳房画像診断学会（European Society of Breast Imaging；EUSOBI）では月経開始後 7〜14 日，米国総合がん情報ネットワーク（NCCN）では 7〜15 日が推奨されている。

3) 撮像装置

小病変の検出と解析には高い空間および時間分解能が必要であり，静磁場強度が弱く信号雑音比が低下する低磁場や中磁場装置では，この要求を満たしにくいため，1.5 テスラ以上の装置で撮像することが推奨される。

4) 撮像コイル，撮像体位

乳房専用コイルを用いて腹臥位で撮像することが推奨される。利点としては，呼吸運動による画質の劣化が少ないことや，乳腺が下垂し歪曲なく伸展されるため乳管内進展など乳管に沿って広がる病変の観察が容易となることが挙げられる。わが国では上肢を挙上して撮像している施設が多くみられるが，上肢を下ろ

して（体側に付けて）撮像したほうが広い範囲をカバーできることから，欧米では上肢を下ろす方法が推奨されている。基本的には乳房内病変の診断が目的であるが，撮像範囲に腋窩も含まれるため，腋窩リンパ節の評価も可能な場合がある。しかしながら，腋窩リンパ節の評価方法は定まっておらず，腋窩自体が十分に撮像範囲に含まれない場合もあり，腋窩リンパ節の評価を目的として撮像を行うことは避けるべきである。乳房は軽く支持してもよいが，強く圧迫すると乳がんの増強効果が低下する危険性がある。

5) 両側乳房同時撮像

　同時性両側乳がんは2～3%で報告されているが，実際にはさらに多いと考えられている。微小な乳がんを見落とさないためには，両側とも条件のよい早期相で撮像すべきである。正常乳腺や乳腺症が増強効果を示し，乳がんとの鑑別が困難になることがある。これらの増強効果は左右対称性に認められることが多いため，両側撮像では左右を比較することで診断に役立てることが可能である。Field of view（FOV）を両側乳房に広げることで，空間分解能が低下したり，脂肪抑制が不均一となったりしやすいので注意を要する。FOVを片側乳房に絞る片側撮像では空間分解能の向上や脂肪抑制の均一性が得られやすいが，両側乳房を撮像するには，左右別々に時間をずらして撮像する必要があり，片側のどちらかが早期相の至適撮像タイムウィンドウから外れることになるため推奨できない。

6) T2 強調画像

　T2強調画像では，乳がんは乳腺組織と等信号を示す場合が多く，通常，腫瘍の描出は困難である。しかし，嚢胞性病変や粘液がん，粘液腫様間質を伴う線維腺腫などは豊富な水分の存在により強い高信号を示し明瞭に描出されるので有用性が高い。撮像には脂肪抑制 fast spin echo（FSE）法が推奨される。乳房は脂肪に富むため，脂肪抑制法はコントラストを改善する点で有効である。

7) T1 強調画像

　T1強調画像では，乳がんは乳腺組織と等信号を示し不明瞭である場合が多く，通常，検出は困難である。しかし，脂肪性乳房は腫瘍が脂肪に囲まれるため描出は良好であり，形状や辺縁の評価に有用である。また，T1強調画像は過誤腫などでみられる腫瘍内の脂肪の検出にも有用である。脂肪の存在は，T1強調画像で高信号を示し，脂肪抑制 T1 強調画像で信号低下を認めることで確認できる。乳房では，脂肪を含む病変は脂肪腫や過誤腫などの良性病変と考えてよい。血性

乳汁，囊胞内出血などにみられるヘモグロビン変性物質（メトヘモグロビン）も T1 強調画像で高信号を示す。脂肪抑制 T1 強調画像で信号低下がみられないことにより脂肪と区別できる。撮像法は，短時間で撮像可能な gradient echo（GRE）法で十分である。

8) 拡散強調画像

　乳がんは細胞密度が高く拡散が制限されるため，拡散強調画像で高信号を示すことから，造影剤を使用することなく描出が可能である。非浸潤がんや触知不能な乳がんの検出に限界が示されているが，感度は比較的高く，検出に際して有用性が高い。良悪性の鑑別にも利用されているが，高信号を呈する良性病変もあり，限界がある。解像度は低く，歪み・アーチファクトも強いことから，通常，詳細な形態学的観察は困難である。拡散の状態を数値化した指標である ADC 値は乳がんでは低下し，ADC map では腫瘍が低値域として描出される。ADC 値による良悪性の鑑別は可能であるが，重なりがあり，限界がみられる。なお，ADC 値は，region of interest（ROI）の設定方法，b 値の選び方，そのほか撮像パラメータによって変化するので，導入する際には慎重に検討を進める必要がある。また，ADC 値は使用する MR 装置によっても異なるので，単純な比較はできず universal には使えない点にも注意が必要である。

9) ダイナミック MRI
(1) 造影早期相 時間信号曲線 (time intensity curve；TIC) 解析

　乳がんは早期に強い増強効果を示し，次いで漸減性の増強効果を示しやすいのに対して，良性の腫瘍や病変は漸増性の増強効果を示すことが多い。これを基に，ダイナミック MRI の TIC の解析が腫瘍の良悪性の診断に利用されている。

　TIC の解析には，造影剤静注前および腫瘍の増強効果のピークを評価するための早期相，ピーク後の増強効果の推移を観察するための後期相の少なくとも 3 回の計測が必要である。TIC 解析の至適な時間分解能（ダイナミック MRI の各相の撮像時間）について，EUSOBI では，乳がんの増強効果のピークは造影剤静注後 2 分以内に生じることから，早期相のピークを確実に捉えるためには 1 〜 2 分の高い時間分解能が必要であるとしている。2 分を超える時間分解能で検査した場合〔例えば繰り返し時間（repetition time；TR）が長い 3D-gradient echo（3D-GRE）法を使用〕には，早期相でのピークを捉えられずに，washout pattern を見逃す危険性がある。可能であれば時間分解能は 1 分が望ましいが，時間分解能を高めるために空間分解能を犠牲にすることは好ましくなく，むしろ

逆に時間分解能を若干低下させても空間分解能を高めたほうが確診度は向上する。なお，1分未満の時間分解能によるメリットはあまりないと考えられている。後期相については，EUSOBIでは造影剤静注後5〜7分後の撮像を推奨している。

(2) 造影早期相

　ダイナミックMRIにおいては造影剤静注後1〜2分後の早期相の撮像が推奨される。乳がんは比較的血流に富む腫瘍で，造影剤静注後1〜2分後に最も強い増強効果を示す。一方，乳腺組織は漸増性の増強効果を示す。このため，静注後1〜2分後の早期相で腫瘍と乳腺組織間のコントラストは最大となり，腫瘍は最も良好に描出される。さらに遅い時相（静注後2〜3分後以降）でも描出されるが，腫瘍の増強効果が減弱したり，乳腺組織の増強効果が強くなってきたりするためコントラストは低下することが多く，腫瘍の辺縁や内部構造の評価が困難になったり，腫瘍を見逃したりする危険性が高くなる。

(3) 空間分解能

　ダイナミックMRIの空間分解能については，大きさ5mmの病変の検出が必要であり，撮像画像のvoxelの大きさはxyz方向すべてで2.5mm以下が望ましいとされている。スライス面内分解能については1×1mm以下が推奨される。スライス厚については，ACRは3mm以下，EUSOBIは2.5mm以下を推奨している。3D-GRE法では1〜2mmのスライス厚の画像の撮像が可能であり，推奨される。3D-GRE法は撮像に時間がかかるのが難点であったが，TRの短い高速型の開発により撮像時間を大幅に短縮することが可能になり，パラレルイメージングを併用することで，両側乳房に対して高い空間分解能を保ちながら，撮像時間1〜2分の時間分解能の撮像ができるようになっている。コントラストの向上のため，脂肪抑制法の併用が勧められる。

撮像条件

1) 造影剤投与量，投与方法

　パワーインジェクターを用いて，ガドリニウム造影剤の標準用量 0.1 mmol/kg を急速静注し，生理食塩水でフラッシュする。

2) 撮像シーケンス例 (1.5T 以上の装置，乳房専用コイル)

(1) T2 強調画像

脂肪抑制 FSE 法*

TR 3,000〜5,000/TE 80〜100/ETL 13〜19

スライス厚 4mm 以下

撮像時間 2〜4 分

横断または冠状断像

*撮像には脂肪抑制 FSE 法が推奨される。乳房は脂肪に富むため，脂肪抑制法はコントラストを改善する点で有効である。Chemical shift selective (CHESS) や spectral attenuated inversion recovery (SPAIR) に代表される周波数選択的脂肪抑制法で良好な抑制効果が得られない場合は short T1 inversion recovery (STIR) を用いるのがよい。

(2) T1 強調画像

3D-GRE 法 (脂肪抑制なし)

TR 5〜10/TE minimum-in phase，フリップ角 10〜20 度

スライス厚 3mm 以下

撮像時間 30〜60 秒

横断または冠状断像

(3) 拡散強調画像

脂肪抑制法の使用 (SPAIR など)

TR 3,000 以上/TE minimum，パラレルイメージングの使用を推奨

スライス厚 4mm 以下

面内分解能 2×2mm 以下

撮像時間 2〜4 分，5 分を超えない

横断面，両側乳房を撮像範囲内に含める

b 値 0～50，800～1,000 s/mm^2，ADC map の作成

（EUSOBI の推奨 b 値は 800 であるが，高い値を用いる場合もあり，至適 b 値に関しては議論がある。）

(4) ダイナミック MRI

脂肪抑制高速型 3D-GRE 法

TR 5～10/TE minimum-in phase，フリップ角 10～20 度

スライス厚 2.5mm 以下

面内分解能 1×1mm 以下

撮像時間 1～2 分

横断または冠状断像

TIC の計測には，少なくとも 3 回撮像する。

(5) ダイナミック MRI 後の撮像（補助的な撮像）

ダイナミック MRI に付加する情報を得る目的で，ダイナミック MRI と異なる断面やより高い空間分解能で造影 T1 強調画像の追加撮像を行う。ダイナミック MRI 後（造影剤静注後 7，8 分以降）の撮像は，病変の描出能が低いため，造影剤注入後 3～6 分の時間帯を利用して，ダイナミック MRI の間（早期相と後期相の間）に撮像を追加する方法がある。

脂肪抑制高速型 3D-GRE 法

TR 5～10/TE minimum-in phase，フリップ角 10～20 度

スライス厚 2mm 以下

面内分解能 1×1mm 以下

撮像時間 1～3 分

横断，冠状断，矢状断像

目的に合わせて FOV，断面を設定（例：病変を疑う部位の詳細画像）

3) ダイナミック MRI の画像表示法

(1) 差分画像（subtraction 法）

造影剤投与前から高信号を示す病変では増強効果がわかりにくいので，subtraction 画像を作成し，増強効果の有無を確認するとよい。

(2) Maximum intensity projection（MIP）画像

MIP 画像は，MRI detected lesion（MRI 検出病変）の発見や，病変の分布や広がりの把握，背景乳腺の造影効果の評価に有用である。ダイナミック MRI 造影早期相の画像を，頭尾方向や正面およびその回転像などに再構成するとよい。

ただし，病変が小さい場合や，線状の細い病変では見落とされることがあるので注意を要する。

4) 時間信号曲線 (time intensity curve；TIC)

　TIC の解析には，造影剤静注前，造影早期相と後期相の少なくとも 3 回の計測が必要である。3 ピクセル以上の ROI を疑わしい病変内に設置し，曲線を作成する。近年，computer-aided diagnosis (CAD) によって，TIC やそのカラーマップ像を自動的に作成できるようになってきており，活用するとよい。

9 乳房 MRI の読影方法 (判定基準)

　乳腺画像に用いる所見および用語は，米国放射線科専門医会 (American College of Radiology；ACR) が作成した Breast Imaging Reporting and Data System (BI-RADS)[1)2)] が世界的に広く普及している。乳房 MRI の読影 (レポート作成) は，乳房画像診断および MRI に精通した放射線診断専門医が行うべきで，BI-RADS に基づいた所見の記載とカテゴリー分類が推奨される。BI-RADS で使用される主たる用語とカテゴリー分類を以下に示す。

1) 主たる用語

(1) 背景乳腺の造影効果：Background parenchymal enhancement (BPE)

　乳房 MRI でみられる正常乳腺組織の造影効果を指し，minimal (ほとんどなし)，mild (弱い造影効果)，moderate (中等度の造影効果)，marked (強い造影効果) の 4 段階に分類される。一般的に閉経前女性の場合，BPE は黄体期で増強する。

(2) 所　見

　乳房 MRI の造影病変は，focus，mass，non-mass enhancement (NME) の 3 つに分類される。

　　①Focus　　　：独立した点状の造影効果で，サイズは通常 5mm 未満である。サイズが小さいため形態の評価が難しい。T2 強調画像での信号や造影パターンを参照し，カテゴリーをつける。

　　②Mass (腫瘤)：三次元の占拠性病変であり，外側に凸の辺縁をもつ。辺縁や内部構造の性状，造影パターンを評価し，悪性・良性の判断を行う (表 1，図 1)。

　　③Non-mass enhancement (NME)：

　　　　　　　　　造影効果を示す病変が focus でも mass でもない場合は，NME と分類される。NME では，その分布と内部造影効果の評価を行う (表 1)。

表1. BI-RADS MRI Mass, NME 形態評価項目（文献2：ACR BI-RADS® 翻訳中央委員会. ACR BI-RADS® アトラス. 日本放射線科専門医会・医会，2016 より一部改変）

Mass		Non-mass enhancement (NME)	
Shape	Oval/lobulated	Distribution	Focal
	Round		Linear
	Irregular		Segmental
Margin	Circumscribed		Regional
	Not circumscribed		Multiple regions
	Irregular		Diffuse
	Spiculated	Internal enhancement patterns	Homogeneous
Internal enhancement characteristics	Homogeneous		Heterogenous
	Heterogenous		Clumped
	Rim enhancement		Clustered ring
	Dark internal septations		

(3) 造影パターン：Kinetic curve assessment

　乳房 MRI 造影病変の造影効果動態分析は，TIC を用いて行う。病変部のうち，最も強い造影効果を示す領域に関心領域を置き，造影剤投与後5〜10分の変化をみる（図1）。

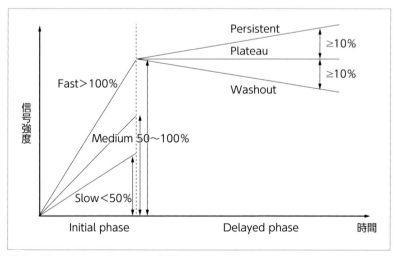

図1. Time intensity curve 評価

（文献2：ACR BI-RADS® 翻訳中央委員会. ACR BI-RADS® アトラス. 日本放射線科専門医会・医会，2016 を参考に作成）

2) カテゴリー分類

　BI-RADS カテゴリー分類と各カテゴリーの概要を**表2，3**に示す。

表 2. BI-RADS MRI カテゴリー（文献 2：ACR BI-RADS® 翻訳中央委員会．ACR BI-RADS® アトラス．日本放射線科専門医会・医会，2016 より一部改変）

評価 (Assessment)	マネジメント (Management)	がんの可能性 (Likelihood of Cancer)
カテゴリー 0：評価未了 要追加画像評価	追加の画像評価を推奨： マンモグラフィまたは精査 超音波検査	N/A
カテゴリー 1：陰性	定期検診*	基本的に悪性の可能性は 0%
カテゴリー 2：良性	定期検診*	基本的に悪性の可能性は 0%
カテゴリー 3：おそらく良性	短期間（6 カ月後）での経過 観察	悪性の可能性は 0% より大きく 2% 以下
カテゴリー 4：おそらく悪性	生検	悪性の可能性は 2% より大きく 95% 未満
カテゴリー 5：悪性が強く示唆	生検	悪性の可能性は 95% 以上
カテゴリー 6：悪性が生検にて 証明済み	臨床的に適切ならば外科的 切除	N/A

*BI-RADS MRI では「生涯がんリスクが 20% 以上ならば通常の乳房 MRI スクリーニング」と記載されている。2020 年現在，日本では乳がん生涯罹患リスク計算モデルは存在しないため，記載を改変した。

表 3. BI-RADS MRI カテゴリー概要

カテゴリー 0	乳房 MRI の読影では極力使わないようにする。カテゴリー 0 は MRI の撮像に技術的な問題がある場合（脂肪抑制不良など）や読影にさらなる情報が必要な場合にのみ用いられる。BI-RADS では，カテゴリー 0 の例として「MRI で悪性を否定できないが，脂肪壊死の可能性もある場合」が挙げられている。この場合，追加のマンモグラフィで良性（脂肪）所見であれば，生検を回避することができる。このように MRI でカテゴリー 0 と評価する場合は，その後の画像検査について詳細な推奨を行い，追加の検査終了後に最終的なカテゴリー分類（総合的評価）を行うことが推奨される。
カテゴリー 1	特記事項なし。正常である。
カテゴリー 2	嚢胞，乳房内リンパ節，脂肪を含む病変（脂肪壊死，oil cyst や過誤腫）などの明らかな良性病変が含まれる。
カテゴリー 3	乳房 MRI でのカテゴリー 3 病変の評価についてはデータ集積・研究中である。孤立した限局性の病変はカテゴリー 3 に分類されるべきであり，はじめは 6 カ月の短い経過観察，さらにその後，所見の変化がないことを確認する目的で 2～3 年間の経過観察が必要である。 BPE は正常乳腺の造影効果であり，カテゴリー 3 としてはならないが，ホルモン状態による生理的変化の範囲内かどうか疑問がある場合にカテゴリー 3 とし，経過観察とする場合がある。不適切な月経周期で撮像された MRI である場合，経過観察の MRI は月経周期の第 2 週目に施行されるべきである。また，閉経後女性でホルモン補充療法を施行されている場合は，数週間休止し，再度検査を要することがある。
カテゴリー 4	カテゴリー 4 は乳がんの可能性が 2～95% と幅が広く，多くの病変が含まれる。BI-RADS では，乳房 MRI のカテゴリー 4，サブカテゴリー分類（A，B および C）は採用されていないが，より適切な病変マネジメントを行うため，施設ごとにサブカテゴリー分類を採用することは許容される。
カテゴリー 5	カテゴリー 5 は非常に高い悪性の確率を示す（95% 以上）。Spiculated margin の mass や，segmental distribution を示し，内部造影効果が clustered ring もしくは clumped の non-mass enhancement などが含まれる。
カテゴリー 6	「組織診断済みの乳がん」であるため，スクリーニングの乳房 MRI において使用されることはない。また，乳がん術後のサーベイランスには不適当であり，術後の乳房に生検が必要な所見がある場合は，カテゴリー 4 または 5 を用いるのが適切である。

■**文 献**

1）American College of Radiology Breast Imaging Reporting and Data System（BI-RADS®）atlas. 5th ed. 2013. American College of Radiology, Reston, VA.　https://www.acr.org/Clinical-Resources/Reporting-and-Data-Systems/Bi-Rads

2）ACR BI-RADS® 翻訳中央委員会. ACR BI-RADS® アトラス. 日本放射線科専門医会・医会, 2016.

10 MRI detected lesion（MRI 検出病変）のマネジメント

　乳腺診療では，通常，乳房 MRI に先行してマンモグラフィと超音波検査が行われており，これらの検査で描出されず，乳房 MRI で初めて描出された病変が「MRI detected lesion（MRI 検出病変）」と呼ばれる。一方，乳房 MRI スクリーニングでは乳房 MRI のみが施行される場合（注：若年者 HBOC に対するスクリーニング以外では乳房 MRI のみの乳がん検診は推奨できない）があり，そのような場合も，検出された病変を「MRI detected lesion（MRI 検出病変）」と呼ぶことができる。また，MRI detected lesion（MRI 検出病変）のうち，その後に行われたマンモグラフィや超音波検査で同定されない病変は MRI only detected lesion と呼ばれている。

　乳がん発症ハイリスク群に対する乳房 MRI スクリーニングおよびサーベイランスでは，多くの MRI detected lesion（MRI 検出病変）が検出されることが予測される。このうち悪性の疑いがある病変は組織学的検査の適応の可能性があるが，生検の必要性の有無を含めたマネジメント（乳がん検診に戻るか，経過観察か，生検実施か）は診断カテゴリー（diagnosis category；DC）[1] で決定されるため，検診乳房 MRI での MRI detected lesion（MRI 検出病変）に対しては，マンモグラフィや超音波検査を追加し，最終的な診断カテゴリー（DC）を決定する必要がある。そのうえで診断カテゴリー（DC）4，5 と判定された場合は，基本的に適切な画像ガイド下組織生検が必要である。すなわち，検診で行われた乳房 MRI のみで生検の適応を決めるわけではないことに注意が必要である。

　一方，マンモグラフィや超音波検査では同定されない MRI only detected lesion は MRI でのみ同定される病変のため，診断カテゴリー（DC）を決定する場合は BI-RADS MRI のカテゴリー分類が参考として用いられることとなる。ただし，BI-RADS MRI ではカテゴリー分類の診断基準は示されていないため，カテゴリー分類の判定方法や判定基準が施設ごとに異なる問題点が指摘されている[1]。したがって，MRI only detected lesion の診断基準とその方針（画像による経過観察や MRI ガイド下生検など）を決定する際は，各々の施設のキャンサーボードで多職種集学的医療チームとして決定し，患者との shared decision making に基づいて個々のマネジメントを決定することが重要である[2]。

　悪性が疑われる MRI detected lesion（MRI 検出病変）に対する組織診断は，

マンモグラフィもしくは超音波検査で病変が同定できれば，これらのモダリティを使用した画像ガイド下生検を行う。石灰化病変以外は超音波検査で病変同定を試みることになるが，この場合の超音波検査には，診療で用いられる second-look US よりも，MRI-directed あるいは MRI-targeted US という用語を用いるほうがよいとされている[3]（以下，MRI-targeted US とする）。これは，スクリーニングでは診療と異なり，MRI に先立つ超音波検査（first-look US）が施行されていない場合が想定されるためである。

　MRI-targeted US は，安価で患者負担が少なく，多くの施設で施行可能であるため，MRI detected lesion（MRI 検出病変）に対して第一選択となる。ただし，MRI と超音波では検査体位が異なるため，MRI 造影病変を超音波検査で正確に同定することは困難である場合が少なくない。MRI detected lesion（MRI 検出病変）の超音波での検出は超音波検査術者の技量に大きく依存し，検出率に施設間格差があることが知られている[4]。また，MRI 造影病変タイプ別で超音波での検出率に違いがあることが知られており，mass や focus に比較すると non-mass enhancement の超音波での同定率が低いことが報告されている[5]。

　MRI detected lesion（MRI 検出病変）に対する他の画像ガイド下組織採取技術として，わが国で開発された磁気位置ナビゲーションを用いた超音波 fusion 技術（real-time virtual sonography；RVS）が挙げられる。同技術では乳房 MRI 画像と超音波画像をリアルタイムに同期することが可能で，MRI-targeted US での検出率が向上するとの報告がある[6]。

■文　献

1）日本乳癌学会編．検診カテゴリーと診断カテゴリーに基づく乳がん検診精検報告書作成マニュアル．金原出版，2019.
2）日本乳癌学会編．検診・画像診断，FQ5 造影乳房 MRI のみで検出される病変（MRI-detected lesion）の精査は必要か？乳癌診療ガイドライン②疫学・診断編 2018 年版．金原出版，2018. http://jbcs.gr.jp/guidline/2018/index/kenshingazo/fq5/
3）American College of Radiology Breast Imaging Reporting and Data System（BI-RADS® ）atlas. 5th ed. 2013. American College of Radiology, Reston, VA. https://www.acr.org/Clinical-Resources/Reporting-and-Data-Systems/Bi-Rads
4）Spick C, Baltzer PAT. Diagnostic utility of second-look US for breast lesions identified at MR imaging：systematic review and meta-analysis. Radiology. 2014；273（2）：401-9.［PMID：25119022］
5）Hollowell L, Price E, Arasu V, Wisner D, Hylton N, Joe B. Lesion morphology on breast MRI affects targeted ultrasound correlation rate. Eur Radiol. 2015；25（5）：1279-84.［PMID：25500714］
6）Nakashima K, Uematsu T, Harada TL, Takahashi K, Nishimura S, Tadokoro Y, et al. MRI-detected breast lesions：clinical implications and evaluation based on MRI/ultrasonography fusion technology. Jpn J Radiol. 2019；37（10）：685-93.［PMID：31486968］

MRI ガイド下生検

　MRI ガイド下生検に core needle biopsy（CNB）が用いられた報告もあるが，現在では吸引式組織生検（vacuum-assisted biopsy；VAB）が一般的である。わが国では 2018 年 4 月から乳腺腫瘍画像ガイド下吸引術として MRI ガイド下生検が保険収載された。以下，MRI ガイド下生検を MRI ガイド下 VAB と同義語として記述する。

　悪性が疑われる MRI detected lesion（MRI 検出病変）のうち，診断カテゴリー（DC）4，5 と判定された病変がマンモグラフィおよび MRI-targeted US で検出不能，または確実性に乏しい場合（MRI only detected lesion）には，MRI ガイド下生検の適応となる。乳がん発症ハイリスク群に対する MRI スクリーニングは，悪性度が高い乳がんを高感度の MRI で早期発見して予後の改善を期待することが目的である。このため MRI スクリーニングを行う施設は，自施設で MRI ガイド下生検が施行可能であるか，もしくは可能な施設との連携体制を整えておくことが望ましい。なお，検診乳房 MRI の受診者には，MRI only detected lesion がみつかることがあり，そのマネジメントとして画像による経過観察や MRI ガイド下生検などがあることも十分に説明しておくことが重要である。

　MRI ガイド下生検を施行した際の悪性の頻度は，わが国の単施設の検討では 35～38％と報告されている[1)2)]。しかし，乳がん発症ハイリスクの症例は含まれておらず，乳がん発症ハイリスク群に対する MRI ガイド下生検のデータは明らかではない。近年，*BRCA* 遺伝子変異保持者で乳がん既発症者の MRI によるサーベイランス，または乳がん未発症者の MRI スクリーニングで，MRI ガイド下生検により乳がんと診断された症例がわが国でも報告されている[3)4)]。

　乳がん発症ハイリスク群に対する MRI ガイド下生検の適応や施行のタイミングは非常に重要である。不正確な適応判断で早期の乳がんの診断を遅らせたり，過剰な適応判断から無駄な生検をしたり，未熟な手技により MRI ガイド下生検の成功率を下げたりすることは，極力避けなければならない。

　なお，2020 年 4 月から，遺伝性乳がん卵巣がん症候群（HBOC）の既発症者に対するリスク低減乳房切除術（risk reducing mastectomy；RRM）が保険収載され，さらに HBOC と診断された乳がんまたは卵巣がん患者で RRM を選択しなかった方に対するスクリーニングとして造影乳房 MRI を施行する場合に乳房

MRI 加算を算定できるようになった。ただし，RRM 施設基準として「乳房 MRI 撮影加算の施設基準に係る届出（※）」が必須であるが，RRM 施設基準には MRI ガイド下生検の施行における可否は含まれていない。

※MRI 撮影について，別に厚生労働大臣が定める施設基準に適合しているものとして地方厚生局長等に届け出た保険医療機関において，乳房の MRI 撮影を行った場合は，乳房 MRI 撮影加算として，100 点を所定点数に加算する。乳房 MRI 撮影加算は，別に厚生労働大臣が定める施設基準に適合しているものとして地方厚生（支）局長に届け出た保険医療機関において，触診，X 線撮影，超音波検査等の検査で乳腺の悪性腫瘍が疑われる患者に対して，手術適応および術式を決定するために，1.5 テスラ以上の MRI 装置および乳房専用撮像コイルを使用して乳房を描出した場合または遺伝性乳がん卵巣がん症候群患者に対して，乳がんの精査を目的として 1.5 テスラ以上の MRI 装置および乳房専用撮像コイルを使用して乳房を描出した場合に限り算定する。乳房 MRI 撮影加算に関する施設基準は次の通りである。

①1.5 テスラ以上の MRI 装置を有していること。
②画像診断管理加算 2 または 3 に関する施設基準を満たすこと。
③関係学会より乳がんの専門的な診療が可能として認定された施設であること。

■ 文　献
1) Tozaki M, Yamashiro N, Sakamoto M, Sakamoto N, Mizuuchi N, Fukuma E. Magnetic resonance-guided vacuum-assisted breast biopsy：results in 100 Japanese women. Jpn J Radiol. 2010；28 (7)：527-33.［PMID：20799018］
2) 戸崎光宏. MRI ガイド下生検の現状とトレーニングシステムの構築. 乳癌の臨. 2019；34 (4)：311-4.
3) Murakami W, Tozaki M, Nakamura S, Ide Y, Inuzuka M, Hirota Y, et al. The clinical impact of MRI screening for BRCA mutation carriers：the first report in Japan. Breast Cancer. 2019；26 (5)：552-61.［PMID：30820924］
4) Takahama N, Tozaki M, Ohgiya Y. Current status of MRI-guided vacuum-assisted breast biopsy in Japan. Breast Cancer. 2020.doi：10.1007/s12282-020-01107-x. Online ahead of print.［PMID：32632846］

受診者に対する説明

1) MRI 検査とは

　MRI 検査は，強力な磁石を使い，磁場と電波によって体内の断面を撮影する検査です。MRI 検査では，細長いトンネルのような構造になっている検査装置の中に寝台ごと入ります。検査中は，磁場を変化させるために検査装置から大きな音が出ます。

2) MRI 検査の注意事項

　検査中は，体を動かさないようにしてください。検査中は，振動や刺激，からだ全体に温かい熱を感じることがあります。

　検査室内への金属類などの磁性体の持ち込みは禁止*です。検査室内には強力な磁場があるため，金属を含む物を持ち込んだ場合，MRI 装置に引き寄せられて飛んだり，熱を帯びてやけどを起こしたりすることがあり，危険です。また，磁気性のものは使用不能になる場合があります。原則的に，検査前に取り外して，検査室には持ち込まないようにしてください。

　*MRI 検査室に持ち込めないもの
　①補聴器，カラーコンタクトレンズ，指輪，ピアス，ヘアピン，かつら，添付式磁気治療薬，カイロ，各種貼付薬など
　②その他，身につけている金属類（下着や時計，磁気カードなど）

　取り外しのできない金属類*を身につけている方は，MRI 検査ができない場合があります。以下に該当する方は，事前に申し出が必要です。

　*取り外しのできない金属類
　①頭部・心臓に金属製の医療器具のある方（ペースメーカー，埋め込み式除細動器など手術で埋め込んだ医療機器，人工内耳など）
　②義肢・人工関節・骨折治療用金属，ボルト・コルセット，各種ステント，磁石を使用する医用器具（義眼やインプラント）を使用している方
　③金属加工等の仕事に勤務した経験もしくは事故などで体内（特に眼）に金属片/粉が入っている方
　④入れ墨・タトゥー（眉，アイラインを含む），美容整形で埋め込まれた金糸等，金属イオン類を含んだ化粧品・アイシャドーをしている方

3) 造影 MRI 検査を受けられる方へ

　造影 MRI 検査とは、「造影剤」を血管内に注射して MRI 検査をするものです。造影剤が全身の血管や臓器に分布し、血管や臓器の様子や病気がより鮮明に描出できるようになります。

　造影剤は副作用の少ない薬剤ですが、人によっては次のような副作用が出る場合があります。

> ①軽度の副作用：吐き気、嘔吐、蕁麻疹、動悸、熱感など（頻度：0.1〜1%）。注射後 1 時間以内に起こることがほとんどですが、数時間経ってから起こる症状もあります。
> ②重篤な副作用：呼吸困難、意識障害、血圧低下、ショックなど（頻度：0.01%）。極めて稀ながら、死に至る例も報告されています。

　以下の方は、原則として造影 MRI 検査を行うことができません。既往のある方や該当する方は事前に申し出が必要です。

> ①ガドリニウム造影剤でアレルギーを起こしたことがある方：高い頻度で重篤な副作用が起こる可能性があります。
> ②気管支喘息のある方：高い頻度で重篤な副作用が起こる可能性があります。
> ③腎臓の機能の悪い方：NSF（腎性全身性線維症）という副作用が起こる可能性があります。
> ④妊娠の可能性のある方：造影剤がおなかの赤ちゃんに移行します。安全性が確立されていません。

　注射時に造影剤が血管の外に漏れ出てしまう合併症が起こることが稀にあります。多くの場合、痛みを伴いますが、量は少ないため自然に体内に吸収されます。腫れが強い場合は処置が必要となりますので、検査担当者に申し出てください。

4) 検診 MRI の Q&A

Q1. 乳房 MRI 検査はどのような検査ですか？

　MRI 検査は、強力な磁石を使い、磁場と電波によって体内の断面を撮影する検査です。放射線を使う検査ではありませんので、被曝はありません。乳房の MRI 検査では、基本的に造影剤を注射して検査を行います。乳がんは正常な乳腺組織に比べて血流が増加していることなどから、造影剤を体内に投与すると、乳がんには造影剤が多く分布します。これを MRI の撮影によって検出します。造影剤を使用しない乳房 MRI 検査は研究段階であり、乳がん検診の検査法としては現段階では推奨されていません。

Q2. 乳房 MRI 検査は，どうやって撮影するのですか？

MRI 装置の寝台のホールに両方の乳房を下垂させた状態でうつ伏せになり，トンネルのような構造になっている撮影装置に入ります。腕の静脈には，あらかじめ点滴用の針を入れておき，撮影の途中で造影剤を注入します。撮影中は検査装置から大きな音が出ます。なるべく身体は動かないようにしてください。検査時間は約 30 分程度です。

Q3. 乳房 MRI 検査のタイミングは，生理中や生理前は止めたほうがよいですか？

閉経前の方は，最終の月経開始日から 7〜14 日目（月経周期 2 週目）の間に検査を行うことをお勧めします。月経前は女性ホルモンの影響によって，正常な乳腺組織でも造影剤で強く染まることがあります。これによって，乳がんがわかりにくくなったり，正常組織が異常のようにみえたりすることがあります。月経周期 2 週目は正常な乳腺組織の造影剤による染まりが最も低減するため，病変がより鮮明に描出されることがあります。月経周期が不規則な方は，ご相談ください。

Q4. 授乳中ですが，乳房の MRI 検査は受けられますか？

授乳中に乳房の MRI 検査を行った場合，造影剤使用後の授乳がお子さんに与える影響は非常に小さいと考えられています。しかし，授乳中は，乳腺組織が豊かになり，異常でなくても造影剤による染まりが著明に強くなります。よって，病変があっても発見できず，診断能が低くなります。授乳中の乳房の MRI 検査については，担当医から，検査の必要性や造影剤使用後の授乳および授乳制限による影響について説明を受け，よく相談したうえで決定することが望まれます。

Q5. 検診マンモグラフィと何が違うのですか？

日本の乳がん検診には，国の政策として税金を投入して市町村が提供する「対策型がん検診」と，個人の価値観と自己責任によって自費で受診する「任意型がん検診」（人間ドックや職域検診）があります。乳がん検診の目的は乳がんで亡くなる人を減らすこと（死亡率減少効果）ですが，乳がん死亡率減少効果が明らかな検査方法は，現在，検診マンモグラフィだけです。よって，「対策型がん検診」は，集団としての乳がん死亡リスクを下げることを目的として，マンモグラフィで行うことを原則としています。

一方，乳がん検診において，MRI 検査や超音波検査では，死亡率減少効果は証明されていません。しかし，これらの検査は，「任意型がん検診」として，個

人の判断によって受けることができます。乳がん検診において，これらの検査を受ける際には，検査の利益（メリット）ばかりでなく，不利益（デメリット）があること（Q7）を，十分理解したうえで受けることが重要です。

Q6. 乳房 MRI 検査による乳がん検診は，どのような女性が対象となりますか？

乳房 MRI 検査による乳がん検診は，*BRCA* 遺伝子変異保持者に対して行うことは推奨されます。遺伝性乳がんの原因となる *BRCA* 遺伝子をはじめとする遺伝子変異の保持者は，乳がん発症リスクが最も高いハイリスク群です。よって，遺伝子変異保持者に対しては，乳房 MRI 検査を用いた精度の高い乳がん検診を行うことによって，早期乳がんやマンモグラフィでは発見できない乳がんを発見でき，早期治療に結び付けることができます。欧米では，乳がん発症リスクを計算できるモデルがあり，その計算モデルでハイリスク群を決定することができます。よって，欧米では遺伝子変異以外の要因で，乳がんにかかるリスクの高い女性もハイリスク群と総称されます。そのため，欧米では計算モデルで決められたハイリスク群に対しても乳房 MRI 検査による乳がん検診が行われ，乳がんの検出感度（発見率）が高くなったという報告が多数あります。しかし，日本人女性においては，乳がん発症リスクを計算する方法はありません。

遺伝子検査をしたことがない方は，以下の項目にご本人やご家族が当てはまる項目がある場合は，遺伝性乳がんの可能性がありますので，乳房 MRI 検査による乳がん検診を受けてみてもよいかもしれません。

- *BRCA* の遺伝子変異が確認された方がいる
- 若い年齢（目安は 45 歳以下）で乳がんと診断された方がいる
- 60 歳以下でトリプルネガティブの乳がんと診断された方がいる
- 乳がんを 2 個以上あるいは 2 回以上発症された方がいる
- 男性乳がんを発症された方がいる
- 家系内に乳がんを発症された方が複数いる
- 卵巣がん（卵管がん・腹膜がん含む）の方がいる

ハイリスク群以外の対象に対しては，乳房 MRI 検査による検診の有効性において，十分な検証の結果は示されていません。欧米では，高濃度乳房の女性や，乳がんの既往のある女性では，乳房 MRI 検査を検診に併用することによって，乳がんの検出の感度が上がるという報告はみられています。しかし，乳房 MRI 検査による不利益（デメリット）（Q7）がより増えることも考えられます。

Q7. 乳房 MRI 検査による乳がん検診の利益（メリット）と不利益（デメリット）は何ですか？

利益（メリット）

　乳房 MRI 検査は，マンモグラフィとは異なり，放射線を使う検査ではありませんので，被曝はありません。また，乳房 MRI 検査による乳がん検診の最大の利益（メリット）は，マンモグラフィや超音波検査と比較し，乳がんを検出する感度（発見率）に優れていることであり，マンモグラフィや超音波検査では検出できない乳がんを発見できることがあります。

不利益（デメリット）

　乳房 MRI 検査では，強力な磁石を使うため，体内金属などの禁忌事項に当てはまる方は検査を受けられないことがあります。検査にかかる時間は，マンモグラフィや超音波検査より長く（30 分程度），閉所恐怖症の方は検査ができないことがあります。また，造影剤を投与して検査を行うため，造影剤アレルギーの既往がある方や，重篤な腎障害のある方などは検査を受けられません。

　また，乳がん検診における乳房 MRI 検査による不利益（デメリット）には，偽陰性，偽陽性が挙げられます。偽陰性というのは，乳がんがあるにもかかわらず，検査で「異常なし」と判定されることです。乳房 MRI 検査は，乳がんを検出する感度が最も高い画像検査ですが，100％乳がんを発見できるわけではありません。乳房 MRI 検査でも，描出されない乳がんや，変化が軽微なため発見できない乳がんもあります。偽陽性とは，乳がんでないにもかかわらず，「精密検査が必要」と判定されることです。乳房 MRI 検査は，乳がんではない良性の変化に対しても検出する感度が比較的高く，最終的に偽陽性と判定される変化が発見されることがあります。偽陽性の場合は，結果的に不必要な精密検査を受けることで，費用や時間などの負担をかけてしまうことになります。精密検査の結果が出るまでの間に，不安など心理的負担を受けることも考えられます。

Q8. 乳房 MRI 検査による乳がん検診で「要精検」と判定されました。精密検査ではどんな検査をするのでしょうか？

　乳房 MRI による乳がん検診で「精密検査が必要」と判定された場合でも，必ずしも，最終的に乳がんと診断され，治療が必要となるわけではありません。乳房 MRI で疑わしいと判定された病変は，超音波検査などで再び観察をし，生検によって病理学的に診断を行うことが必要かどうか検討されます。しかし，乳房の MRI で検出された病変は，乳がんであっても超音波検査で描出できないことも

あり，その場合には，乳房 MRI の再検査（6 カ月後）や他の検査を含めた厳重な経過観察，MRI ガイド下で生検を行うことが検討されます。

Q9. 造影剤を使わずに乳房の MRI 検査はできないのでしょうか？

造影剤を使用せずに乳房の MRI を撮影する方法（非造影乳房 MRI）はいくつかありますが，乳がん検診として利益（メリット）があるかどうかや，撮影の方法については，まだ研究段階です。造影剤を使用しない撮影の方法のなかには，検診マンモグラフィよりも乳がんを検出する感度が高いと報告されているものもありますが，現状では，造影剤を用いた MRI ほど乳がんを検出する感度は高くないとされています。また，撮影の方法や診断の方法が定まっていないため，報告されている研究の成績が必ずしも当てはめられないことにも注意が必要です。

13 プロセス指標に基づく精度管理

　がん検診の目的は，がん死亡率の減少である。ただし，それを検証するには時間がかかることから，代替的な評価法として，検診受診率，要精検率，精検受診率，陽性適中度，がん発見率等のプロセス指標（評価指標）を用いて評価を行うことが推奨される[1]。乳がん検診における画像診断精度の評価は，米国ではNAPBC（National Accreditation Program for Breast Centers）が，欧州ではEUSOMA（European Society of Breast Cancer Specialists）が施設認定の際に用いている[2)3]。検診にかかわる施設における乳房画像診断精度を評価し，検診に必要な質を保つことも，検診の質の保証に重要と考えられる。

　日本乳癌検診学会全国集計委員会では，全国の施設を対象として調査・集計を行っているが，そこでの調査項目には，発見された乳がんに占める早期がんの割合，非浸潤がんの割合などもあり，公表されている[4]。

　また，陽性適中度は，その母数によっていくつかの計算法がある。これについては，ACR BI-RADS 2013 の Follow-up and Outcome Monitoring[5] に詳しい。特に，悪性検出率とも陽性生検率ともいわれ，乳がん数/生検数で計算されるPPV3（生検施行例，悪性検出率，陽性検出率）は評価指標として広く用いられている。診断マンモグラフィでBI-RADSカテゴリー4または5と判定され，生検が推奨された症例のうち，実際に生検を受けた症例数を母数として，そのなかで1年以内に乳がんと診断された割合を計算したものである。米国の乳腺画像の専門施設では，FDAへのPPV3提出が義務となっている[6]。PPV2（生検推奨例）は，診断画像で生検が推奨されたカテゴリー4または5の症例を母数として，1年以内に乳がんと診断された割合であり，こちらも評価指標として用いられることがある（図1)[5]。他の指標としては，感度（がんが存在した場合に，検査で陽性と読影した割合），特異度（がんが存在しなかった場合に，検査で陰性と読影した割合）のほかに，がん検出率〔cancer detection rate（CDR）；1,000名の患者を検査した場合にがんが検出される割合〕も検診または診断検査の指標として用いられる[5]。

　検診受診者が対象の場合，PPV3の指標値を33.8％とする報告がある[7]。罹患率の高い米国での検診マンモグラフィにおけるデータであり，日本におけるMRI検診での指標値に当てはめることはできない。*BRCA*遺伝子変異保持者な

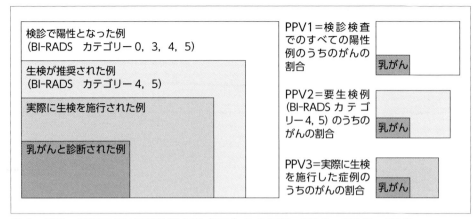

図 1. 検診・診断における陽性適中度（PPV）の 3 分類　PPV1，PPV2，PPV3

（文献 5：ACR BI-RADS® 翻訳中央委員会．ACR BI-RADS® アトラス．日本放射線科専門医会・医会，2016 を参考に作成）

表 1．検診乳房 MRI における検診指標値

（Medical Audit Data の解析：文献 5：ACR BI-RADS® 翻訳中央委員会．
ACR BI-RADS® アトラス．日本放射線科専門医会・医会，2016 より改変）

検診指標	指標値
がん検出率：CDR（1,000 検査あたり）	20〜30
浸潤がんのリンパ節転移陰性率	＞80％
微小がん（≦1cm または DCIS）	＞50％
PPV2（生検推奨例）	15％
PPV3（生検施行例）	20〜50％
感度（測定可能な場合）	＞80％
特異度（測定可能な場合）	85〜90％

浸潤がんのサイズの中央値，ステージ 0 または 1 の症例割合については
MRI 検診では指標値の記載なし

　どの乳がん発症ハイリスク群を対象とした MRI ガイド下生検での陽性適中度は
30％程度である。BI-RADS 2013 に記載の検診乳房 MRI のベンチマークとして
は，CDR 20〜30（1,000 検査あたり），浸潤がんのリンパ節転移陰性割合＞80％，
1cm 以下の浸潤がんまたは DCIS の割合＞50％，PPV2 15％，PPV3 20〜50％，
感度＞80％，特異度 85〜90％が目安として示されている（**表 1**）[5] が，これは初
期の乳がん発症ハイリスク群 MRI 検診の研究データに基づいており，研究にか
かわる専門家の読影結果を反映している点には留意する必要がある。今後の日本
における乳房 MRI 検診・精査施設におけるデータ蓄積が待たれ，また，これら
を基に乳房 MRI の精度管理の改善や施設認定制度の整備などを進めていくこと
が望まれる[8]。

■ 文　献

1）国立がん研究センター社会と健康研究センター. がん検診の精度管理に用いる指標. http://canscreen.ncc.go.jp/management/m_about/hyouka.html

2）American College of Surgeons. Quality Programs. National Accreditation Program for Breast Centers（NAPBC）. https://www.facs.org/quality-programs/napbc

3）European Society of Breast Cancer Specialists（EUSOMA）. https://www.eusoma.org/

4）笠原善郎, 辻　一郎, 大貫幸二, 鯉淵幸生, 坂　佳奈子, 古川順康, 他. 乳癌検診全国集計報告. 日乳癌検診会誌. 2014；23（1）：84-97.

5）ACR BI-RADS® 翻訳中央委員会. ACR BI-RADS® アトラス. 日本放射線科専門医会・医会, 2016.

6）FDA. U.S. Radiation-Emitting Products. Mammography Quality Standards Act and Program. https://www.fda.gov/radiation-emittingproducts/mammographyqualitystandardsactandprogram/default.htm

7）Feig SA. Auditing and benchmarks in screening and diagnostic mammography. Radiol Clin North Am. 2007；45（5）：791-800.［PMID：17888769］

8）日本乳癌学会編. 検診・画像診断, 総説 5 乳腺診療における乳房画像診断精度の評価. 乳癌診療ガイドライン 2018 年版〔追補 2019〕. 金原出版, 2019.

ブレスト・インプラントによる乳房再建後の定期的乳房 MRI のプロトコル

1) プロトコル

- 目的：ブレスト・インプラントの破損の有無を調べること
- 画像検査：超音波または MRI を 2 年に 1 度は行う（詳細は 3) に後述）
- 撮像方法の例：（横断像，スライス厚 4mm 前後）
  - 脂肪抑制画像（FSE による STIR など）
  - 選択的シリコン画像（シリコン抑制画像，またはシリコン強調画像）
  - 水抑制画像
  - 脂肪抑制なしの T2 強調画像（通常の脂肪抑制 T2 強調画像では，シリコンの信号が抑制され，破損があってもみえないことがある）
  - プロトン密度強調画像

2) ブレスト・インプラントの破損と随伴する画像所見

- ブレスト・インプラントの破損の種類

  インプラントによる乳房再建後，通常はインプラント周囲に線維性被膜が形成される。
  - 被膜内破裂：インプラントの外殻の破損で，内容物が線維性被膜を超えない。インプラント破損の多くが被膜内破裂であるが，マンモグラフィでの診断は困難である。
  - 被膜外破裂：インプラントの外殻と線維性被膜の両方の破損であり，内容物が線維性被膜を超え，周囲の組織に広がる。
- ブレスト・インプラントの破損を疑う画像所見[1][2]：
  - Linguine sign：リングイネ（平打ち細麺パスタ）に似た暗色線をシリコン内に認め，被膜内破裂の所見である。
  - Subcapsular line sign, tear drop sign：subcapsular line の外側に漏出したシリコンを認め，被膜内破裂の所見である。
- 正常のブレスト・インプラントにみられる画像所見
  - Radial fold：インプラントの外殻表面から伸びる線状影で，外殻に生じた皺が成因である。破損のないインプラントにしばしば認められる。

3) 国内外におけるブレスト・インプラントへの画像検査に関する知見

（刻々と新たな報告が認められるため，最新の知見については文献でも確認されたい）

わが国においてはインプラントによる乳房再建後，インプラント破損の有無の評価を目的として，超音波または MRI による画像検査を 2 年に 1 度は行うことが推奨される[3]。FDA のガイドライン上，無症状でも術後 5〜6 年は超音波または MRI を受ける必要があり，その後 2 年ごとに定期的なフォローアップを受ける必要がある[4]。

米国放射線科専門医会（ACR），欧州乳房画像診断学会（EUSOBI）のガイドライン上，無症状の場合には必ずしも MRI による検診は必要でないが，症状のある場合に MRI 検査を行うのは適切である[5][6]。

インプラントに関しては，内容物により推奨される撮影モダリティが異なる。内容物が生理食塩水のインプラントの場合，破損が疑われる際には超音波やマンモグラフィが適応となる[6]（なお，通常の乳がん検診目的としてはマンモグラフィの撮影は推奨されない点にも留意されたい）。内容物がシリコンの場合，MRI はインプラントの破損や漏れの有無の評価において最も感度が高い検査法である[7]。インプラントを用いた乳房再建後に形成される線維性被膜により，インプラントが破損してもシリコンは元の位置のままである場合が多く[5]，古いインプラントのおおよそ半分は，乳房再建から 10 年後には無症状のまま内容物が漏出するとされる[8]。被膜内破裂では，マンモグラフィや超音波検査で破損の有無が確定的でない場合があるが，MRI は乳房内のシリコンの漏出および広がりを正確に評価可能である[9]。ACR のガイドラインでは，シリコンインプラントによる合併症が疑われた場合には，非造影 MRI 検査が推奨されている[6]。

なお，稀ではあるが，インプラント関連未分化大細胞型リンパ腫（BIA-ALCL）が報告されている。インプラント挿入後一定期間の経過（中央値 10 年）の後，超音波や MRI でインプラント周囲の（感染を伴わない）液貯留や腫瘤形成などが認められる[10]〜[12]。

■ 文　献

1) Juanpere S, Perez E, Huc O, Motos N, Pont J, Pedraza S. Imaging of breast implants-a pictorial review. Insights Imaging. 2011；2（6）：653-70.［PMID：22347984］
2) 五味直哉. MRI を用いたブレスト・インプラント検査の実際. Rad Fan. 2015；13（8）：36-9.
3) 日本乳房オンコプラスティックサージャリー学会ホームページ. http://jopbs.umin.jp/medical/index.html
4) FDA. Breast Implants-Certain Labeling Recommendations to Improve Patient Communication. 2019.
5) Mann RM, Balleyguier C, Baltzer PA, Bick U, Colin C, Cornford E, et al.；European Society of Breast Imaging（EUSOBI），with language review by Europa Donna-The European Breast

Cancer Coalition. Breast MRI : EUSOBI recommendations for women's information. Eur Radiol. 2015 ; 25 (12) : 3669-78. [PMID : 26002130]

6) Expert Panel on Breast Imaging ; Lourenco AP, Moy L, Baron P, Didwania AD, diFlorio RM, Heller SL, et al. ACR Appropriateness Criteria® Breast Implant Evaluation. J Am Coll Radiol. 2018 ; 15 (5S) : S13-S25. [PMID : 29724416]

7) Hold PM, Alam S, Pilbrow WJ, Kelly JF, Everitt EM, Dhital SK, et al. How should we investigate breast implant rupture? Breast J. 2012 ; 18 (3) : 253-6. [PMID : 22583195]

8) Brown SL, Middleton MS, Berg WA, Soo MS, Pennello G. Prevalence of rupture of silicone gel breast implants revealed on MR imaging in a population of women in Birmingham, Alabama. AJR Am J Roentgenol. 2000 ; 175 (4) : 1057-64. [PMID : 11000165]

9) Sardanelli F, Boetes C, Borisch B, Decker T, Federico M, Gilbert FJ, et al. Magnetic resonance imaging of the breast : recommendations from the EUSOMA working group. Eur J Cancer. 2010 ; 46 (8) : 1296-316. [PMID : 20304629]

10) Clemens MW, Jacobsen ED, Horwitz SM. 2019 NCCN consensus guidelines on the diagnosis and treatment of breast implant-associated anaplastic large cell lymphoma (BIA-ALCL). Aesthet Surg J. 2019 ; 39 (Suppl_1) : S3-S13. [PMID : 30715173]

11) Sharma B, Jurgensen-Rauch A, Pace E, Attygalle AD, Sharma R, Bommier C, et al. Breast implant-associated anaplastic large cell lymphoma : review and multiparametric imaging paradigms. Radiographics. 2020 ; 40 (3) : 609-28. [PMID : 32302264]

12) Sutton EJ, Dashevsky BZ, Watson EJ, Tyagi NT, Bernard-Davila B, Martinez D, et al. Incidence of benign and malignant peri-implant fluid collections and masses on magnetic resonance imaging in women with silicone implants. Cancer Med. 2020 ; 9 (10) : 3261-7. [PMID : 31568670]

15 参考資料

1）Abbreviated 乳房 MRI

　乳房 MRI における abbreviated MRI（短縮 MRI，省略 MRI，簡略 MRI）は，ダイナミック造影 MRI を含めた標準的な乳房 MRI と対比して，造影前と造影後第一相を基本とする短時間で撮像する乳房 MRI のことを指す[1]。

　もともと，家族歴，既往歴，遺伝学的検査の結果などから乳がん発症ハイリスク群とされた女性に対しては，乳がんスクリーニングのためにマンモグラフィに加えて標準的な乳房 MRI によるスクリーニングが行われてきた。しかし，時間のかかる標準的な乳房 MRI ではなく，乳がんをみつけるためのスクリーニング目的の MRI として Kuhl らが abbreviated MRI を提唱し，マンモグラフィや超音波と比較して明らかに乳がん検出の感度が高いことを示した[1]。時間短縮により検査数増加とコスト削減が可能になることから，高濃度乳房の女性など乳がん発症中等度リスクの女性に対して有用な検査として期待されている[2]~[5]。

　ただし，abbreviated MRI を用いた乳がん診断についてのエビデンスは 2019 年夏の段階で 60 編程度であり，総説のほうが多く，また論文は多くが後ろ向き研究，かつ症状のある患者や既知の乳がん患者を対象として行ったものであり，スクリーニング群を対象としたものは限られている[2]~[5]（**表 1**）。乳がん発症ハイリスクもしくは中等度リスク群のスクリーニングでの abbreviated MRI の感度は 82~100％，特異度は 87~97％と報告されている[4][6]。

表 1. スクリーニング群を対象とした abbreviated MRI を検討した研究

（文献 2，4，5 より改変：母集団数・乳がん患者数・感度のデータがあるもの）

	スクリーニング	国	母集団数	乳がん患者数	感度（%）	特異度（%）
Kuhl 2014[1]	乳がん家族歴 Dense breast	ドイツ	606	11	100	NA
Harvey 2016[19]	ハイリスク	米国	568	7	100	NA
Chen 2017[20]	中等度リスク (Dense breast)	中国	478	16	94	88
Panigrahi 2017[21]	ハイリスク	米国	1,052	14	82	97
Kuhl 2017[6]	平均リスク (生涯罹患リスク <15%)	ドイツ	2,120 (3,861 回分)	60	100	97

　また，一口に abbreviated MRI といっても，造影前後のみの撮像[1]，T2強調画像を加えるもの[7]~[11]，拡散強調画像を加えるもの[12]，脂肪抑制の有無など，異なる点があり，プロトコルは単一ではない。また，どれが最適な"abbreviated"なのかについても議論が分かれているのが現状であり，装置によっても異なるとの意見もある[3][4]。もちろん，追加のシーケンスがあれば撮像時間も Kuhl らの示した3分よりも長くなる。読影法については，まずは maximum intensity projection（MIP）画像をみて病変の有無を確認し，疑わしい所見があれば全スライスを読影する方法が提唱されている[2]。

　Abbreviated MRI は乳房 MRI に対する考え方を大きく変えつつあるが，標準的な乳房 MRI に比較して撮像シリーズが少ないがゆえに，限られた画像の画質についてはしっかりとした管理が求められる。Kinetic に関する情報や T2強調画像の情報がないため，感度は高くとも特異度や陽性適中度ではやや劣る傾向にあり，DCIS における病変範囲の評価は標準的な乳房 MRI より劣るとの報告もあるため[4][13]，診療用の MRI プロトコルの代用になりにくい点は注意が必要である。

　なお，混同されやすい用語として，ultrafast MRI, accelerated MRI, FAST-MRI という用語もあるが，こちらは特に造影直後の早期の造影剤流入のタイミングやスピードを時間信号曲線（TIC）から解析する方法であり，view-sharing や compressed sensing といった撮像・画像再構成技術の進歩により可能となった[14]~[18]。造影剤注入直後の超早期の撮像に関しては，abbreviated MRI とほぼ同じタイミングで撮像するものの，造影剤流入時の詳細な kinetic 情報が付加される。そのため，診断能の改善が期待されるが，撮像できる装置や環境は限られており，今後の発展が待たれる。

2) 非造影乳房 MRI

　非造影 MRI に関しては，BI-RADS に含まれていないものの，その有用性が近年認識されている。非造影 MRI の代表的な撮像法として，T2強調画像のほか，拡散強調画像および MR スペクトロスコピーが挙げられる。乳腺腫瘍の良悪性鑑別における感度は，拡散強調画像で84～91%，MR スペクトロスコピーで71～74%，特異度はそれぞれ75～84%，78～88%との報告があるが，拡散強調画像のほうが技術的制限が少なく，標準の臨床プロトコルとしてよく撮像されている[22]。

　拡散強調画像から算出されるみかけの拡散係数（apparent diffusion coefficient；ADC）は細胞密度等の組織の状態を反映可能な定量値として，実臨床レベルで応

用が進んでいる[23]。拡散強調画像は乳腺腫瘍の良悪性鑑別や治療効果判定に有用である[23]。拡散強調画像とT2強調画像の組み合わせにより，乳がん診断能における特異度が向上するとする報告がある[24)25]。拡散強調MRIの多施設研究により，治療効果判定における有用性や不要な生検を減らせる可能性が示されている[26)27]。欧州乳房画像診断学会（EUSOBI）を中心として，臨床における拡散強調画像に最低限必要な撮像条件が提示されている（8章2）（3）拡散強調画像，22頁を参照）[28]。

拡散強調画像を用いた非造影MRIは，乳がんの検出においてマンモグラフィよりも優れた感度を有することが報告されている[29]。しかしながら，拡散強調画像を含めた非造影MRIによる乳がん検診は現時点では推奨できない。非造影乳房MRIによる乳がん検診を施行する場合は，その利益と不利益を被検者に十分に説明し，被検者の価値観と同意のもとで任意型検診として行うことは許容される。その際には，非造影乳房MRI自体がまだ研究段階であることを明示することが望ましい。

■ 文　献

1) Kuhl CK, Schrading S, Strobel K, Schild HH, Hilgers RD, Bieling HB. Abbreviated breast magnetic resonance imaging（MRI）：first postcontrast subtracted images and maximum-intensity projection-a novel approach to breast cancer screening with MRI. J Clin Oncol. 2014；32（22）：2304-10.［PMID：24958821］

2) Kuhl CK. Abbreviated magnetic resonance imaging（MRI）for breast cancer screening：rationale, concept, and transfer to clinical practice. Annu Rev Med. 2019；70：501-9.［PMID：30691370］

3) Leithner D, Moy L, Morris EA, Marino MA, Helbich TH, Pinker K. Abbreviated MRI of the breast：does it provide value? J Magn Reson Imaging. 2019；49（7）：e85-e100.［PMID：30194749］

4) Deike-Hofmann K, Koenig F, Paech D, Dreher C, Delorme S, Schlemmer HP, et al. Abbreviated MRI protocols in breast cancer diagnostics. J Magn Reson Imaging. 2019；49（3）：647-58.［PMID：30328180］

5) Mootz AR, Madhuranthakam AJ, Doğan B. Changing paradigms in breast cancer screening：abbreviated breast MRI. Eur J Breast Health. 2019；15（1）：1-6.［PMID：30816364］

6) Kuhl CK, Strobel K, Bieling H, Leutner C, Schild HH, Schrading S. Supplemental breast MR imaging screening of women with average risk of breast cancer. Radiology. 2017；283（2）：361-70［PMID：28221097］

7) Dogan BE, Scoggins ME, Son JB, Wei W, Candelaria R, Yang WT, et al. American college of radiology-compliant short protocol breast MRI for high-risk breast cancer screening：a prospective feasibility study. AJR Am J Roentgenol. 2018；210（1）：214-21.［PMID：29091003］

8) Choi BH, Choi N, Kim MY, Yang JH, Yoo YB, Jung HK. Usefulness of abbreviated breast MRI screening for women with a history of breast cancer surgery. Breast Cancer Res Treat. 2018；167（2）：495-502.［PMID：29030785］

9) Strahle DA, Pathak DR, Sierra A, Saha S, Strahle C, Devisetty K. Systematic development of an abbreviated protocol for screening breast magnetic resonance imaging. Breast Cancer Res Treat. 2017；162（2）：283-95.［PMID：28138893］

10) Grimm LJ, Soo MS, Yoon S, Kim C, Ghate SV, Johnson KS. Abbreviated screening protocol for breast MRI：a feasibility study. Acad Radiol. 2015；22（9）：1157-62.［PMID：26152500］

11) Heacock L, Melsaether AN, Heller SL, Gao Y, Pysarenko KM, Babb JS, et al. Evaluation of a known breast cancer using an abbreviated breast MRI protocol : correlation of imaging characteristics and pathology with lesion detection and conspicuity. Eur J Radiol. 2016 ; 85 (4) : 815-23. [PMID : 26971429]

12) Chen SQ, Huang M, Shen YY, Liu CL, Xu CX. Abbreviated MRI protocols for detecting breast cancer in women with dense breasts. Korean J Radiol. 2017 ; 18 (3) : 470-5. [PMID : 28458599]

13) Shiraishi M, Igarashi T, Terayama T, Watanabe K, Ashida H, Ojiri H. Breast magnetic resonance imaging for estimation of the tumour extent in patients with pure ductal carcinoma in situ : comparison between full diagnostic and abbreviated protocols. Eur J Radiol. 2020 ; 123 : 108788. [PMID : 31874302]

14) Abe H, Mori N, Tsuchiya K, Schacht DV, Pineda FD, Jiang Y, et al. Kinetic analysis of benign and malignant breast lesions with ultrafast dynamic contrast-enhanced MRI : comparison with standard kinetic assessment. AJR Am J Roentgenol. 2016 ; 207 (5) : 1159-66. [PMID : 27532897]

15) Honda M, Kataoka M, Onishi N, Iima M, Ohashi A, Kanao S, et al. New parameters of ultrafast dynamic contrast-enhanced breast MRI using compressed sensing. J Magn Reson Imaging. 2020 ; 51 (1) : 164-74. [PMID : 31215107]

16) Mann RM, Mus RD, van Zelst J, Geppert C, Karssemeijer N, Platel B. A novel approach to contrast-enhanced breast magnetic resonance imaging for screening : high-resolution ultrafast dynamic imaging. Invest Radiol. 2014 ; 49 (9) : 579-85. [PMID : 24691143]

17) Ohashi A, Kataoka M, Kanao S, Iima M, Murata K, Weiland E, et al. Diagnostic performance of maximum slope : a kinetic parameter obtained from ultrafast dynamic contrast-enhanced magnetic resonance imaging of the breast using k-space weighted image contrast (KWIC) . Eur J Radiol. 2019 ; 118 : 285-92. [PMID : 31324411]

18) Onishi N, Kataoka M, Kanao S, Sagawa H, Iima M, Nickel MD, et al. Ultrafast dynamic contrast-enhanced mri of the breast using compressed sensing : breast cancer diagnosis based on separate visualization of breast arteries and veins. J Magn Reson Imaging. 2018 ; 47 (1) : 97-104. [PMID : 28556576]

19) Harvey SC, Di Carlo PA, Lee B, Obadina E, Sippo D, Mullen L. An abbreviated protocol for high-risk screening breast MRI saves time and resources. J Am Coll Radiol. 2016 ; 13 (11S) : R74-R80. [PMID : 27814819]

20) Chen SQ, Huang M, Shen YY, Liu CL, Xu CX. Application of abbreviated protocol of magnetic resonance imaging for breast cancer screening in dense breast tissue. Acad Radiol. 2017 ; 24 (3) : 316-20. [PMID : 27916594]

21) Panigrahi B, Mullen L, Falomo E, Panigrahi B, Harvey S. An abbreviated protocol for high-risk screening breast magnetic resonance imaging : impact on performance metrics and BI-RADS assessment. Acad Radiol. 2017 ; 24 (9) : 1132-8. [PMID : 28506511]

22) Sardanelli F, Carbonaro LA, Montemezzi S, Cavedon C, Trimboli RM. Clinical breast MR using MRS or DWI : who is the winner? Front Oncol. 2016 ; 6 : 217. [PMID : 27840809]

23) Iima M, Honda M, Sigmund EE, Ohno Kishimoto A, Kataoka M, Togashi K. Diffusion MRI of the breast : current status and future directions. J Magn Reson Imaging. 2020 ; 52 (1) : 70-90. [PMID : 31520518]

24) Yabuuchi H, Matsuo Y, Sunami S, Kamitani T, Kawanami S, Setoguchi T, et al. Detection of non-palpable breast cancer in asymptomatic women by using unenhanced diffusion-weighted and T2-weighted MR imaging : comparison with mammography and dynamic contrast-enhanced MR imaging. Eur Radiol. 2011 ; 21 (1) : 11-7. [PMID : 20640898]

25) Arponen O, Masarwah A, Sutela A, Taina M, Könönen M, Sironen R, et al. Incidentally detected enhancing lesions found in breast MRI : analysis of apparent diffusion coefficient and T2 signal intensity significantly improves specificity. Eur Radiol. 2016 ; 26 (12) : 4361-70. [PMID : 27114285]

26) Partridge SC, Zhang Z, Newitt DC, Gibbs JE, Chenevert TL, Rosen MA, et al. ; ACRIN 6698 Trial Team and I-SPY 2 Trial Investigators. Diffusion-weighted MRI findings predict pathologic response in neoadjuvant treatment of breast cancer : the ACRIN 6698 multicenter trial. Radiology.

2018；289（3）：618-27．［PMID：30179110］

27）Rahbar H, Zhang Z, Chenevert TL, Romanoff J, Kitsch AE, Hanna LG, et al. Utility of diffusion-weighted imaging to decrease unnecessary biopsies prompted by breast MRI：a trial of the ECOG-ACRIN cancer research group（A6702）. Clin Cancer Res. 2019；25（6）：1756-65. ［PMID：30647080］

28）Baltzer P, Mann RM, Iima M, Sigmund EE, Clauser P, Gilbert FJ, et al.；EUSOBI international breast diffusion-weighted imaging working group. Diffusion-weighted imaging of the breast-a consensus and mission statement from the EUSOBI international breast diffusion-weighted imaging working group. Eur Radiol. 2020；30（3）：1436-50. ［PMID：31786616］

29）Amornsiripanitch N, Bickelhaupt S, Shin HJ, Dang M, Rahbar H, Pinker K, et al. Diffusion-weighted MRI for unenhanced breast cancer screening. Radiology. 2019；293（3）：504-20. ［PMID：31592734］

索　引

乳房 MRI 検査マニュアル
—HBOC を念頭においたスクリーニング/
サーベイランスから乳がんの精密検査まで—

定価（本体 2,200 円＋税）

2020 年 11 月 20 日　第 1 版第 1 刷発行

編　集　特定非営利活動法人　日本乳癌検診学会

発行者　福村 直樹

発行所　金原出版株式会社
　　　　〒113-0034 東京都文京区湯島 2-31-14
　　　　電話　編集 (03) 3811-7162
　　　　　　　営業 (03) 3811-7184
　　　　FAX　　(03) 3813-0288　　　　　　　　©JABCS, 2020
　　　　振替口座 00120-4-151494　　　　　　　検印省略
　　　　http://www.kanehara-shuppan.co.jp/　　*Printed in Japan*

ISBN 978-4-307-07118-5　　　　　　　印刷・製本／永和印刷